每日一动
告别疼痛

颈椎病科学康复指南

罗炜樑 李梅◎著

清華大学出版社
北京

图书在版编目（CIP）数据

每日一动，告别疼痛：颈椎病科学康复指南 / 罗炜樑，李梅著 . —北京：清华大学出版
社，2021.8（2024.9 重印）

ISBN 978-7-302-58615-9

Ⅰ . ①每… Ⅱ . ①罗… ②李… Ⅲ . ①颈椎－脊椎病－康复－指南
Ⅳ . ① R681.509-62

中国版本图书馆 CIP 数据核字 (2021) 第 131690 号

责任编辑： 顾　强
封面设计： 汉风唐韵
版式设计： 方加青
责任校对： 王凤芝
责任印制： 沈　露

出版发行：清华大学出版社
　　　　网　　　址：https://www.tup.com.cn, https://www.wqxuetang.com
　　　　地　　　址：北京清华大学学研大厦 A 座　　　　邮　　编：100084
　　　　社 总 机：010-83470000　　　　邮　　购：010-62786544
　　　　投稿与读者服务：010-62776969，c-service@tup.tsinghua.edu.cn
　　　　质 量 反 馈：010-62772015，zhiliang@tup.tsinghua.edu.cn
印 装 者：涿州市般润文化传播有限公司
经　　销：全国新华书店
开　　本：148mm×210mm　　印　张：8.75　　字　数：186 千字
版　　次：2021 年 9 月第 1 版　　印　次：2024 年 9 月第 4 次印刷
定　　价：65.00 元

产品编号：087911-01

推荐序

　　罗炜樑博士是中山大学附属第一医院康复医学科副研究员、副教授、硕士生导师，于英国南安普顿大学取得康复学博士学位，在中山大学完成博士后研究。他曾在英国创办3家物理治疗诊所，具有丰富的运动医学知识和运动康复经验。罗副教授在这本书中深入浅出地为众多的颈椎病患者介绍科学、专业、有效的康复之路。

　　"白天面对电脑，晚上面对手机"是许多上班族的常态。也由于这样长时间使用颈椎，不少人患上了"颈椎病"。但颈椎病也非中老年人、上班族的"专利"。还有一些学生因为学业负担增加或经常使用电子产品，逐步加重了颈椎负担，以致出现脖子疼痛等问题。

　　对于颈椎病的治疗，医生很少会建议直接动手术，大多数推荐康复治疗。健康教育与运动康复是其中重要的两个方面。但是由于多方面原因，不少颈椎病患者未能系统了解并学会颈椎病的日常生活保健和注意事项，以及如何进行正确锻炼等健康教育与运动康复知识，从而得不到全面的康复治疗，出现病情反复。经常有这样的情况，当医生建议回去好好保养颈椎，多锻炼颈肩部时，很多人会感到无从下手，哪怕网络上有各种颈椎病保养方法，也会由于说法太多、太杂乱而难以抉择。

我推荐大家阅读这本书，一方面是因为运动康复在预防与治疗颈椎病上的有效性，另一方面是因为这是一本非常实用的颈椎病操作手册与普及颈椎病健康教育的手册。书中会在每一章开头介绍一些基础的颈椎知识，让你对颈椎病有一个基本了解。更重要的是，这本书会很详细地指导颈椎病患者如何开始运动锻炼，会介绍颈椎病康复运动的常见分类与相关作用原理，告诉你该如何挑选运动组合、每天需要练习多少次、什么时候应该调整运动难度等细节问题。除此之外，书中还会介绍日常工作生活中应如何调整姿势、怎么挑选枕头等保养颈椎的方法。

总的来说，这本书可以帮助读者深入理解颈椎病和进行自我运动康复，对颈椎病与运动康复之间的关系有更清晰的认识，了解脖子痛时该如何通过运动实现康复，提高患病时的自我管理能力，真正有效缓解颈椎病的各种疼痛，预防复发。

看完这本书，或许你会觉得颈椎病没有那么可怕，平时多加注意调整姿势，控制好休息和工作的时间比例，通过积极科学的康复运动，你可以很好地控制住颈椎病，预防其发展。

最后，祝你早日康复！

以此为序。

黄东锋，教授、博士生导师

世界卫生组织康复合作中心主任

中山大学附属第七医院康复医学科带头人

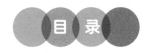

第一章 基础知识：了解颈椎病，科学应对颈椎病

第二章 运动康复：消"痛"宝典，安全有效缓解颈椎症状

第三章 生活行为: 防复发秘籍, 降低颈椎病复发概率

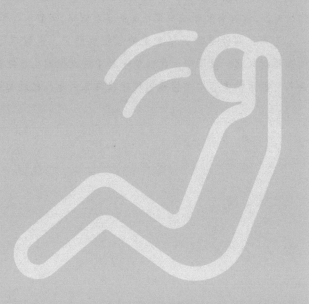

第一章

基础知识：了解颈椎病，科学应对颈椎病

大多数患有颈椎病的朋友，对颈椎病的认识可能停留在颈椎病的常见症状上，对颈椎结构特点、康复原理以及恢复后保养等知识的了解较为模糊。这不仅会影响大家在日常生活或康复过程中对颈椎病的应对，也容易让大家对颈椎病的"未知面"产生不必要的担忧和恐惧。

要知道，健康教育是颈椎病康复的重要组成部分。在一些研究中发现[1-4]，运动康复与健康教育相结合，可能能够更快更有效地缓解颈椎疼痛。这里的健康教育包括但不限于颈椎的生理结构特点，疼痛、麻木等症状的处理方法，运动的作用原理，日常生活注意事项等。

某种程度上说，当我们搞清楚颈椎病的基本知识，就可以在日常生活中更好地规避那些加重颈椎症状的做法，如有意识地限制低头伏案工作的时间。这样有利于减少颈椎病的复发概率，节省治疗颈椎病的花费。

因而，即使是非医学专业的颈椎病朋友，也建议了解一些基础的颈椎病知识。接下来，我们先一起了解颈椎的生理结构特点，以便深入理解后续内容中颈椎病出现症状的原因与一些运动康复的原理。

第一节　全方位看透颈椎

正常的人体脊柱由 33 块椎骨堆叠而成，可分为颈椎、胸椎和腰椎。其中，颈椎由 7 块椎骨组成，并排列成一个前凸的反 "C" 形柱体，如图 1-1 所示。

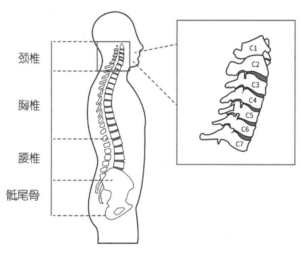

颈椎

胸椎

腰椎

骶尾骨

图 1-1　人体脊柱

需要注意的是，虽然颈椎与腰椎同属脊柱的一部分，但是颈椎不是缩小版的腰椎。我们不能完全以腰椎的结构特点、康复方法去代替颈椎。特别是颈椎既需要向上支撑头部的重量，也需要进行低头、抬头等运动。这意味着颈椎需要同时兼具两个重要特性，即稳定性与灵活性，它既要能稳稳地支撑头部，又要能灵活地运动。

一、颈椎前凸：连接大脑与身体的桥梁

颈椎作为大脑与身体之间的桥梁，由 7 节椎骨，借由椎间盘、韧带等组织排列呈反 "C" 形。这 7 节椎骨，经常由上而下被简略写为 C1、C2、C3、C4、C5、C6、C7，如图 1-1 所示。这里面的 "C" 是颈椎的英文 "Cervical" 的缩写。

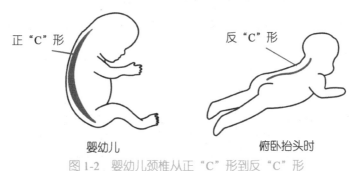

图 1-2　婴幼儿颈椎从正 "C" 形到反 "C" 形

不过，颈椎椎体排列不是天生就是反 "C" 形的。在我们出生的时候，整个脊柱是一个后凸的正 "C" 形曲线。当我们第一次抬头时，颈椎会开始形成反 "C" 形的曲线，如图 1-2 所示。

这种排列有助于颈椎更好地承受头部的重量，减少椎间盘等组织的压力与磨损，同时也可以为颈椎提供适合的运动范围，使其兼具稳定性与灵活性的优势。

二、颈椎间盘：颈椎的减震与缓冲装置

为了减少运动过程中，骨骼之间的直接磨损，第二颈椎到第七颈椎的椎体不是像堆积木一样直接堆叠相连的。

如图 1-3 所示，在第二椎骨到第七椎骨之间，存在着像软

垫一样的东西。我们把它称之为椎间盘，它具有减少椎体骨骼之间磨损、分散颈椎负荷的作用。

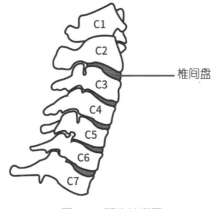

图 1-3　颈椎结构图

（一）颈椎间盘的结构组成

颈椎间盘由三部分构成，即纤维环、髓核与终板，如图 1-4 所示。

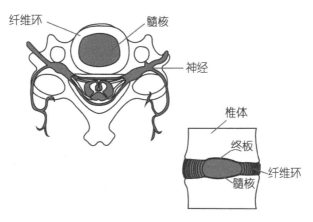

图 1-4　椎间盘结构

下面我们来详细了解椎间盘结构的特点。

纤维环，主要由层层致密的胶原纤维组成，可以吸收运动带来的震荡，并保护髓核，防止髓核突出压迫神经。而我们通常说的颈椎间盘突出，是指颈椎间盘的纤维环破裂，里面的髓核向后突出。

髓核，位于椎间盘中间。它是一种主要由水、蛋白多糖组成，含有少量胶原纤维的凝胶状物质。其中，蛋白多糖分子具有高度亲水性，即对水有较大的亲和能力，可以吸引水分子。这种特性可以让椎间盘在压力减少时吸收水分，在压力增加时排出水分。

举个例子，晚上仰卧位睡觉时，椎间盘会吸收水分膨胀。如果有颈椎间盘突出的症状，可能会在早上起来后由于椎间盘膨胀后对神经造成更多刺激，导致症状更加明显。

终板，位于髓核和椎体之间，包裹着髓核的上方与下方，负责控制髓核不要向上向下移动，同时有向椎间盘扩散营养物质的功能。

（二）颈椎间盘是缩小版的腰椎间盘吗？

尽管看上去，"颈椎间盘"与"腰椎间盘"仅有一字之差，但它们的结构有很多区别。

区别一：纤维环的排列方式

腰椎间盘的纤维环是同心圆排列方式，而颈椎间盘的纤维环是新月形结构[5]。颈椎间盘的纤维环在前侧排列较为致密，呈新月形，如图1-5所示。

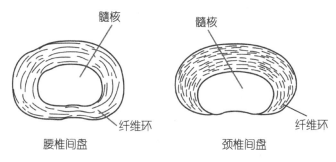

图 1-5　腰椎间盘纤维环与颈椎间盘纤维环

颈椎间盘前侧的纤维环大约比后侧的纤维环厚 30%[5]。这种结构的好处是，有利于颈椎前凸的形成。但同时也会增加颈椎间盘内髓核向后突出的概率。

此外，椎间盘后侧中的垂直纤维的比例更大[5]，这会使得纤维环后侧较为薄弱，更容易破裂导致椎间盘突出。

区别二：椎间盘的相对高度

椎间盘约占整个脊柱高度的 20%~33%，其中腰椎间盘大约占腰椎高度的 33%，而颈椎间盘占据从第 2 颈椎到第 7 颈椎高度的 40%。[6]

要知道，椎间盘是一种类似"软垫"的凝胶状物质，它相对椎体的高度越大，该区域的运动范围也会相对增加，即增加脊椎的灵活性。颈椎间盘占比高体现了颈椎灵活的优势特点。

区别三：椎间盘的横向裂隙

人体大约在 9 岁的时候，颈椎间盘纤维环会开始撕裂，并且在侧面出现裂隙，如图 1-6 所示。[5] 这个裂隙会随着年龄增长而逐渐扩大，也会越来越靠近髓核。裂隙能够让颈椎进行轴向旋转运动时略有侧移并增加旋转范围[5]，即增加灵活性，这属于正常的变化。

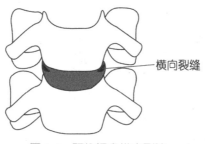

图 1-6　颈椎间盘横向裂隙

　　总的来说，颈椎间盘不等于缩小版的腰椎间盘。它有自己的结构特点，这些特点确保颈椎的灵活性，同时减轻颈椎运动带来的震动与冲击。

三、脊髓、神经、血管：大脑与身体的运输线

　　每个颈椎椎体后方存在一个"三角形"空间，我们称之为"椎孔"。这些椎孔会堆叠形成一个中空纵向空间，被称为"椎管"。椎管是脊髓的通道。

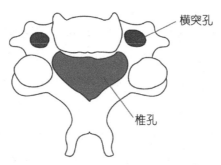

图 1-7　椎孔与横突孔位置

　　脊髓，是一个近乎于圆柱状的物体，从大脑底部开始，贯穿颈椎和胸椎，通常终止于胸椎下部。它具有反射与传导功能，

即完成简单的反射活动（如排尿反射），传导大脑与身体之间的信息。

以排尿反射举例，当膀胱内贮尿量与膀胱内压达到一定程度时，膀胱充胀的信息会通过脊髓上传到大脑，然后产生尿意。当我们做好准备后，大脑会发出指令由脊髓传到膀胱，进行排尿。但如果颈椎病影响到脊髓，让运输线脊髓受损，无法进行大脑与身体之间的正常指令传导，很有可能影响到"排尿"的正常活动，造成小便失禁。

而脊髓除了向下延伸外，还会在脊柱两侧延伸出成双成对的神经根（见图1-8），这些神经根会向四肢继续延伸以支配控制四肢。把这些神经线的延伸理解为信息传输线，颈神经会从脊髓向上肢、头颈部延伸，借以控制支配上肢与头颈部的运动、感觉与反射。所以，当我们颈椎间盘突出刺激颈神经时，大脑会发出"疼痛"等信号预警。例如，颈神经控制的部分区域（如手臂、手指）出现麻木、疼痛的感觉。

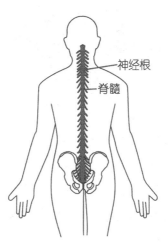

神经根

脊髓

图 1-8　脊髓与神经根

　　在颈椎椎体的两侧各有一个圆形孔，我们称之为"横突孔"，如图 1-7 所示。横突孔内有椎动脉[①]、椎静脉及神经通过。椎动脉是颈椎的主要动脉，提供了大脑所需血液的 20%。由于椎动脉从横突孔穿过（见图 1-9），它会在颈椎转动、后仰等动作时容易被挤压，也容易被邻近的关节或骨刺压迫。当椎动脉受压，无法输送足够的血液给大脑，大脑会因供血不足而产生头痛、眩晕等症状。

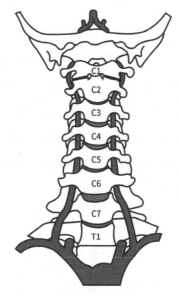

图 1-9　椎动脉

　　作为大脑与身体的重要运输线，当脊髓、神经、血管等组织受到损伤时，会影响到大脑对肢体的控制与感知，容易表现出眩晕、疼痛、无力、麻木等症状。某种意义上讲，如果颈椎结构发生的变化没有刺激到这条运输线，那么可能不会出现任

①　由于第 7 颈椎横突孔较小，椎动脉并未从此通过。

何明显的症状。所以，在没有症状的时候，我们不必过于担心"片子"上的颈椎结构变化（如骨质增生）。此时，保持一个平和的心态也是很重要的。

四、肌肉、韧带：颈椎的动力与支撑装置

仅靠骨骼与椎间盘无法支撑起头部的重量并完成颈椎的运动。在骨骼与椎间盘周围还需要肌肉与韧带。

颈椎能依靠肌肉的收缩产生运动（如低头、抬头）。按照位置区域，颈椎肌肉可以划分为浅层肌肉与深层肌肉。顾名思义，浅层肌肉位于外侧，靠近皮肤。它负责支撑头部与颈椎旋转等运动。而深层肌肉更接近骨骼，支撑与稳定骨骼，减轻椎间盘的压力。此外深层肌肉在颈椎进行运动时，能够提高颈椎的稳定性；在颈椎静止不动时，具有长时间保持良好姿势的作用。

除了颈椎肌肉，颈椎里面的韧带也是保持颈椎稳定性与灵活性的关键。它能够防止颈椎向任何方向过度运动。韧带由胶原纤维和弹性纤维组成。胶原纤维具有韧性大、抗拉力强的特点，能够承受一定程度的压力，防止颈椎过度活动。弹性纤维富含弹性、耐受力强，既能够保证颈椎的灵活性，也能在压力作用下延伸变长，帮助颈椎在过度活动时回复到正常位置。

其中，与椎间盘或颈椎活动关系密切的韧带分别有前纵韧带、后纵韧带与黄韧带，如图1-10所示。表1-1是这些韧带的介绍。

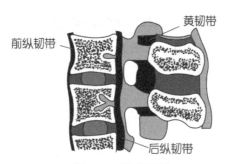

图 1-10　颈椎韧带

表 1-1　颈椎韧带介绍

名　称	位 置 特 点	主要作用（与椎间盘的关系）
前纵韧带	位于椎体前面，在脊柱前侧纵向（上下）运动	防止脊椎过伸（过度向后弯）与椎间盘向前脱出
后纵韧带	位于椎体后面，在椎管内纵向（下）运动	防止脊椎过度前屈（过度向前弯）与椎间盘向后脱出，同时将椎间盘与位于椎间盘后侧的脊髓与神经分隔开
黄韧带	连结相邻两椎弓板，活体上呈黄色	保护椎管内的脊髓，并限制脊椎过分向前屈，尤其是突然屈曲（突然低头）

　　看到这里，大家应该对颈椎的结构有了一个基本的认识。接下来，我们来了解一下颈椎病的症状与这些结构的关系。

第二节　各种类型的颈椎病

　　虽然颈椎病看起来似乎很普遍，但是每个人对颈椎病的认识都不尽相同，甚至每一本书对颈椎病的定义也有所差异。有的人认为脖子转动有响声就是颈椎病；有的人认为手麻、头晕就是颈椎病；也有的人认为颈椎病等于颈椎间盘突出症，其他的颈椎生理曲度变直等问题都不算颈椎病。这些不同的认知容易让大家走进误区，盲目治疗，影响颈椎病的康复。再者，即便是同一类型的颈椎病，不同的人表现出的症状也不一定完全相同。

下面，我们一起来看看颈椎病到底是什么。

一、什么是颈椎病？

为了进一步规范颈椎病的诊断与临床治疗，《中华外科杂志》编辑部组织有关专家，根据近年来国内外相关研究的进展并结合具体临床实际形成共识，进一步明确了颈椎病的定义。这是目前国内最新的（2018 年）颈椎病相关问题的专家共识。

其中，颈椎病被定义为颈椎椎间盘退行性改变及其继发的相邻结构病理改变累及周围组织结构（神经、血管等）并出现与影像学改变相应的临床表现的疾病。[7]

这个定义里面有三个关键：一是具有影像学改变，二是对应的影像学依据[①]，三是出现相应症状（临床表现）。举个例子，我们既要从影像学上发现颈椎间盘突出（影像学改变），且椎间盘突出会压迫神经（对应的影像学依据），也要有颈椎疼痛、手麻等颈椎病症状（相应症状）。此时，它才很有可能被诊断为颈椎病。

但如果是以下情况，专家共识[7]认为不应诊断为颈椎病。

（1）只是颈椎间盘突出等变化，却没有压迫神经、血管等周围组织，也没有颈椎病症状，不应诊断为颈椎病；

---

① 影像学依据：影像学所见能够解释临床表现。例如：我们出现手麻的颈椎病症状，而影像学检查发现颈椎间盘突出压迫神经（通常下，神经受压可能导致手麻），即这个影像学所见能够解释手麻症状出现。

（2）影像学（如普通 X 线 /MRI/CT）报告上仅有颈椎退行性改变，但身体没有任何颈椎病症状，不应诊断为颈椎病；

（3）具有典型的颈椎病症状，但影像学（如普通 X 线 / MRI/CT）上所见正常，需要注意存在其他疾病问题的可能。因为这个影像学检查不能很好地解释颈椎病症状的出现，所以我们需要考虑其他的原因，如腕管综合征（俗称"鼠标手"）也会表现出手麻的症状。

当然，关于颈椎病的诊断，需要以自己的主治医生意见为主。之所以在这里详细说明，只是想告诉大家不是所有的颈椎疼痛都是颈椎病；不是所有的头晕、手麻都是颈椎病；不是所有的颈椎间盘退行性改变都是颈椎病。希望大家不要一感到颈椎疼痛不适，或者拍片子发现有颈椎结构等问题，就"果断"地给自己下颈椎病的诊断，然后慌慌张张地上网搜索各种治疗方法。

二、颈椎病有哪些分型？

根据不同颈椎组织被刺激后，表现出来的不同症状，颈椎病以前常常被分为 6 种分型：颈型颈椎病、神经根型颈椎病、脊髓型颈椎病、椎动脉型颈椎病、交感神经型颈椎病与混合型颈椎病。但据目前新版的《颈椎病的分型、诊断及非手术治疗专家共识（2018）》[7]，颈椎病的分型被改为 4 种，分别是颈型颈椎病、神经根型颈椎病、脊髓型颈椎病与其他型颈椎病。

其实，这种分型方式是逐步与国外主流颈椎病分型接轨的体现。美国骨科医师协会明确把颈椎病 (cervical spondylosis)

分为：轴性颈痛（axial neck pain）、颈神经根病（cervical radiculopathy）和颈脊髓病（cervical myelopathy）。[8, 9] 这与目前国内的颈型、神经根型和脊髓型颈椎病对应。

（一）常见的颈椎病：颈型与神经根型

在这4种颈椎病分型里面，常见的是颈型与神经根型颈椎病。

颈型颈椎病

主要症状：

- 枕部、颈部、肩部出现疼痛等异常感觉（如酸痛），但基本不会延伸到手臂上。
- 可在枕部、颈部、肩部等地方找到一些压痛点。

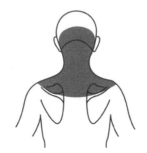

图 1-11　颈型颈椎病症状位置

颈型颈椎病在影像学检查上常常显示为颈椎退行性改变。它的出现通常与不良姿势、长期低头伏案工作引起的颈肩肌肉群受累有关，但往往能够通过一些保守治疗方法（如运动、针灸、冰敷）得到缓解。值得注意的是，不是每一种颈肩部疼痛都属于颈型颈椎病，还需要排除其他导致颈肩疼痛问题的可能性（如强直性脊柱炎）。

神经根型颈椎病

主要症状：

■ 较典型的神经根症状，如手臂麻木、疼痛。

■ 且这些症状出现的位置与受压颈神经支配的区域一致。

不同神经根受压导致不同区域的感觉异常，如图 1-12 所示。

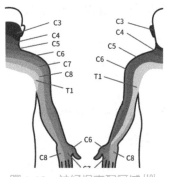

图 1-12　神经根支配区域 [10]

■ C3 神经根受压，会感到后枕部、下颌角、脖子前面上部区域的感觉异常；

■ C4 神经根受压，会感到脖子前面下部区域、脖子后面中部区域的感觉异常；

■ C5 神经根受压，会感到肩部与上臂前外侧区域的感觉异常；

■ C6 神经根受压，会感到上臂与前臂外侧、拇指区域的感觉异常；

■ C7 神经根受压，会感到上臂与前臂背侧中间区域、食指与中指区域的感觉异常；

■ C8 神经根受压，会感到上臂与前臂背侧下部区域、无名指与尾指区域的感觉异常；

■ T1 神经根受压，会感到胸前至手臂前侧靠下区域、背部肩胛骨区域的感觉异常。

另外，神经根型颈椎病的影像学检查结果需要与症状相符合。例如：食指与中指的区域出现麻木，同时影像学检查发现颈椎间盘突出压迫对应的神经根。但不是每一种上肢麻木、疼痛都属于神经根型颈椎病。像网球肘、肩周炎、腕管综合征（鼠标手）也一样会引起麻木症状。

关于神经根型颈椎病的治疗，通常优先选择保守治疗。不少神经根型颈椎病能够通过保守治疗的方法得到缓解。本书会在第二章说明其中的运动康复方法，如神经拉伸方法、深层肌肉锻炼方法。

（二）危险的颈椎病：脊髓型颈椎病

脊髓型颈椎病，顾名思义，指颈椎问题影响到了脊髓，出现典型的颈脊髓损害的表现。由于它能够造成瘫痪等不良后果，脊髓型颈椎病属于危险的颈椎病。

前文中，我们知道脊髓控制着四肢的感觉、反射与运动。脊髓型颈椎病的症状不只局限在颈椎与上肢。在初期，脊髓型颈椎病可能只是出现轻度的下肢感觉异常与活动功能障碍，像是单侧或双侧下肢麻木。随后，会慢慢出现行走困难，腿发软站不稳，走路时有种双脚踩在棉花上的感觉。随着病情进一步加重，上肢的感觉与活动也会受到影响，如手部麻木、刺痛，双手无力等，甚至有可能引起瘫痪。正由于其可能会造成瘫痪，在治疗上通常会选用手术方法及时解除脊髓压迫。

除此之外，还有一种颈椎病分型是其他型颈椎病。它包括以往分型方法中的椎动脉型、交感型颈椎病。在影像学检查中，X 线片可显示为节段性不稳定；MRI 可表现为颈椎间盘退变。它的临床表现为眩晕、视物模糊、耳鸣、手部麻木、听力障碍、心动过速、心前区疼痛等一系列交感神经症状。但是由于这些症状也可由其他疾病引起，对于其他型颈椎病，还需要排除眼源性、心源性、脑源性及耳源性眩晕等其他系统疾病。

看到这里，大家应该对颈椎病的定义与分型有了大致的认识。如果不知道自己的颈椎病分型，可以去询问自己的主治医生。不同的分型，选择的治疗方式是有所差别的，尤其在于是否需要手术。本书会在本章第四节进行说明。

三、常见颈椎病风险因素

在很多情况下，疾病的产生不是无原因突然爆发的。颈椎病的出现，与一些风险因素有关。这些风险因素可分为自己不可改变的固定风险因素与可改变的风险因素。

（一）固定风险因素

固定风险因素，可理解为我们不能通过改变自身行为轻易改变的因素，如年龄与生理结构。特别是年龄，我们无法改变年龄增长。

年龄

随着年龄增长，颈椎各个部分的重要结构会开始出现老化磨损。例如：颈椎间盘里面的水分会减少，水分的减少会让颈椎间盘高度下降，导致颈椎骨骼互相靠近，加剧磨损。同时，年龄增长还容易带来颈椎骨骼的骨质增生。这些骨质增生的部分可能直接刺激颈椎周围的神经、血管，引起颈椎病，也可能导致颈椎神经出口处的狭窄出现颈椎管狭窄。所以，中老年人患有颈椎病的风险会更大。

生理结构

在前面颈椎解剖知识中提到，颈椎需要兼具稳定性与灵活性。因而，颈椎在结构上会跟脊柱的其他区域不一样。为了更好地维持颈椎前凸，颈椎间盘前侧纤维环会比后侧的纤维环厚。为了增加颈椎活动范围，颈椎间盘会在侧面出现裂隙，这会增加颈椎间盘髓核突出的概率。

另外，还有一些人群颈椎先天畸形和发育性椎管狭窄，他们患有颈椎病的风险会更大。

性别与遗传

性别与遗传，是"可能"存在的固定风险因素。目前二者是否存在具有争议。

性别方面，女性的椎管容积会比男性要小一些，更容易出现颈椎病。遗传方面，也有"家庭颈椎病"案例报道，一位母亲和她的两个儿子在 C3-4、C4-5、C5-6 和 C6-7 处都有颈椎间盘突出和椎管狭窄。[11] 从遗传的角度看，亲属之间会有相似的脊椎，并且倾向于以相似的方式老化、退化。因此，上代亲属有颈椎病，自己患有颈椎病的风险会增加。

虽然这两个因素暂时缺乏高质量研究证据支撑，目前只是"可能"的固定风险因素，但之所以在这里提出，是希望女性朋友或者上代亲属有颈椎病的朋友，能够重视颈椎病，通过一些措施提前积极预防颈椎病。

（二）可改变的风险因素

可改变的风险因素，可理解为我们能够通过自身努力降低患上颈椎病或者颈椎病复发风险的因素。

长期维持单一姿势或重复性动作

长期维持单一姿势或重复性动作，如长期低头伏案工作、重复性抬头，容易让颈椎同一组肌肉持续发力收缩，颈椎同一位置长期受到负荷压力。长此以往，这些负荷压力会让颈椎出现磨损，出现颈椎病。

再者，当我们维持一个姿势过久，身体为了适应同一姿势过久的压力，容易悄悄变成不良姿势。例如：以标准姿势坐在办公室使用电脑超过 60 分钟时，头部容易向前伸出去更靠近电脑屏幕，变成头前倾的不良姿势。

对此，推荐不要维持一个姿势超过 60 分钟，也不要短时间内重复进行单一颈椎动作。

缺少体育锻炼

如果缺乏运动或者不运动，肌肉力量会慢慢下降。强壮的颈椎肌肉会帮助支撑与稳定颈椎，减轻椎间盘的压力。如此，由于缺乏体育锻炼，我们的颈椎肌肉力量下降，颈椎椎间盘等组织会受到更大的压力，更容易出现磨损，引起颈椎病。

对此，推荐每周保证一定时间进行运动锻炼，世界卫生组织建议 18 岁以上的成年人每周应进行至少 150~300 分钟的中等强度有氧身体活动。所以，你可以一周选出 5 天，每天至少运动 30 分钟。

长期吸烟或吸入二手烟

吸烟不仅会增加患上呼吸系统疾病风险，也会增加颈椎病的风险。香烟中的尼古丁等物质会减少颈椎间盘附近的血液循环，影响椎间盘从血液中吸收足够的营养。这会加速椎间盘的退化，增加颈椎病的概率。

对此，建议远离二手烟，若有吸烟习惯，需把"戒烟"放进日程。戒烟时可寻求专业人员帮助科学戒烟。毕竟戒烟过程中会存在一些戒断症状，且第一周戒断症状最为严重，处理不当的话容易导致复吸。

以上是常见的颈椎病风险因素，对于不可改变的固定风险因素，如果你属于其中之一的情况（如处于中老年阶段），要高度重视颈椎病的预防，从可改变的风险因素着手注意保养好颈椎。对于可改变的风险因素，即便已经确诊颈椎病，也需要重视它们。我们可以通过改变这些行为减轻颈椎病的症状或者降低其复发概率。更多的颈椎病日常生活注意事项请阅读第三章内容。

四、我的颈椎病严重吗？（NDI 自测表）

一般来说，颈椎病是否严重，主要通过症状的严重程度、对生活工作的影响以及后期疾病发展的风险性等多方面综合判断。如果想自己先初步判断，可运用一些评估量表自测。

表 1-2 是临床常用的患者自测表——颈椎功能障碍指数 (the neck disability index, NDI) [12]，主要从颈椎病常见症状（如疼痛程度）与功能情况（如阅读、工作等活动能力）两方面评定，适用于多种类型的颈椎病。

表 1-2　颈椎功能障碍指数自测表

姓名：_____　年龄：_____　填写日期：_____

请阅读每个部分的项目，根据您最近一天的情况，选择一个最符合或与您最接近的答案，并在右侧的方框内打分。

问题	结果选项	评分	得分
问题 1 疼痛强度	我此刻没有疼痛	0	
	此刻疼痛非常轻微	1	
	此刻有中等程度的疼痛	2	
	此刻疼痛相当严重	3	
	此刻疼痛非常严重	4	
	此刻疼痛难以想象	5	
问题 2 日常生活 自理能力 （如洗漱、 穿衣等）	我可以正常照顾自己，而不会引起额外的疼痛	0	
	我可以正常照顾自己，但会引起额外的疼痛	1	
	在照顾自己的时候会出现疼痛，我得慢慢地、小心地进行	2	
	我的日常生活需要一些帮助	3	
	我的大多数日常生活活动每天都需要照顾	4	
	我不能穿衣，洗漱也很困难，不得不卧床	5	
问题 3 提起重物	我可以提起重物，且不引起任何额外的疼痛	0	
	我可以提起重物，但会引起额外的疼痛	1	
	疼痛会妨碍我从地板上提起重物，但如果重物放在桌子上合适的位置，我可以设法提起它	2	
	疼痛会妨碍我提起重物，但可以提起中等重量的物体	3	
	我可以提起轻的物体	4	
	我不能提起或搬动任何物体	5	
问题 4 阅读	我可以随意阅读，而不会引起颈痛	0	
	我可以随意阅读，但会引起轻度颈痛	1	
	我可以随意阅读，但会引起中度颈痛	2	
	因中度的颈痛，使得我不能随意阅读	3	
	因严重的颈痛，使我阅读困难	4	
	我完全不能阅读	5	

问题	结果选项	评分	得分
问题 5 头痛	我完全没有头痛	0	
	我有轻微的头痛，但不经常发生	1	
	我有中度头痛，但不经常发生	2	
	我有中度头痛，且经常发生	3	
	我有严重的头痛，且经常发生	4	
	我几乎一直都有头痛	5	
问题 6 集中注意 力	我可以完全集中注意力，并且没有任何困难	0	
	我可以完全集中注意力，但有轻微的困难	1	
	当我想完全集中注意力时，有一定程度的困难	2	
	当我想完全集中注意力时，有较多的困难	3	
	当我想完全集中注意力时，有很大的困难	4	
	我完全不能集中注意力	5	
问题 7 工作	我可以做很多我想做的工作	0	
	我可以做多数日常的工作，但不能太多	1	
	我只能做一部分日常的工作	2	
	我不能做我的日常工作	3	
	我几乎不能工作	4	
	我任何工作都无法做	5	
问题 8 睡觉	我睡眠没有问题	0	
	我的睡眠稍受影响（失眠，少于 1 小时）	1	
	我的睡眠轻度受影响（失眠，1~2 小时）	2	
	我的睡眠中度受影响（失眠，2~3 小时）	3	
	我的睡眠重度受影响（失眠，3~5 小时）	4	
	我的睡眠完全受影响（失眠，5~7 小时）	5	
问题 9 驾驶	我能驾驶而没有任何颈痛	0	
	我想驾驶就可以驾驶，但仅有轻微颈痛	1	
	我想驾驶就可以驾驶，但有中度颈痛	2	
	我想驾驶，但不能驾驶，因有中度颈痛	3	
	因严重的颈痛，我几乎不能驾驶	4	
	因颈痛，我一点都不能驾驶	5	
问题 10 娱乐	我能从事我所有的娱乐活动，没有颈痛	0	
	我能从事我所有的娱乐活动，但有一些颈痛	1	
	因颈痛，我只能从事大部分的娱乐活动	2	
	因颈痛，我只能从事少量的娱乐活动	3	
	因颈痛，我几乎不能参与任何娱乐活动	4	
	我不能参与任何娱乐活动	5	
每个项目最低得分为 0 分，最高得分为 5 分，分数越高表示功能障碍程度越重		总分	

第一章 基础知识：了解颈椎病，科学应对颈椎病

评分标准：

颈椎功能障碍指数（%）=[（总分）/（被测试者完成的项目数*5）]×100%

- 0~20%，表示轻度功能障碍；

- 21%~40%，表示中度功能障碍；

- 41%~60%，表示重度功能障碍；

- 61%~80%，表示极重度功能障碍；

- 81%~100%，表示完全功能障碍或被测试者可能夸大症状。

关于该自测表的临床运用，一些医务人员会让患者每隔2周测试一次衡量康复进展，通常认为总分至少有5分变化才有意义。但是由于大多数患者第一次使用NDI自测表，得分通常会很极端，比如总分为0，也有可能出现尽管患者恢复良好，但得分变化不大的情况。这类情况也是相对正常的。因此，对于在症状是否有好转上、治疗是否有效上，我们往往不能只使用一个量表衡量，这有可能带来误差。关于怎么判断颈椎病是否好转，请阅读本书第二章运动康复篇。

五、颈椎间盘突出能不能回纳恢复？

这里的"回纳"，是指突出的颈椎间盘，在未经手术治疗的情况下，出现自发性吸收或消退。例如：有患者在二次影像学检查（MRI/CT）[①] 中，之前颈椎间盘突出的情况消失了。

---

① MRI（Magnetic Resonance Imaging）：中文为磁共振成像，是一种影像学检查技术。CT（Computed Tomography）：中文为电子计算机断层扫描，是一种影像学检查技术。

那么，颈椎间盘突出能不能回纳？

或许，大家在以往了解的信息中，得到的答案是否定的，即椎间盘突出不可能出现回纳。但不少研究者发现椎间盘突出存在回纳的可能性。首例有记录的椎间盘突出回纳病例是在1945年。[13] 所谓"椎间盘突出回纳（自发吸收／消退）"并不是一个新的概念，且至今为止已有不少病例报告等各类研究证实。1992年，首例发生在颈椎的椎间盘突出回纳病例被记录下来。[14] 1998年，一份回顾性研究对38位颈椎间盘突出症患者进行了反复磁共振 MRI 影像学检查，发现15例（颈椎功能障碍指数为40%）颈椎间盘的突出物体积对比首次检查有所减小。[15] 2014年，有病例记录了一个巨大颈椎间盘突出回纳的患者[16]，图 1-13 为一位 76 岁的患者首次影像学检查图像，可看到 C5/C6 椎间盘具有明显突出，图 1-14 为 7 个月后的影像学检查图像，可看到颈椎间盘突出消失回纳，且患者在 2 年内没有出现症状复发。

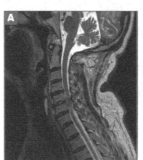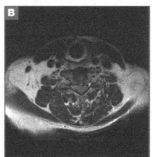

图 1-13　首次影像学检查图像

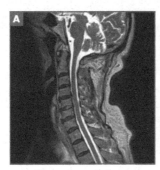 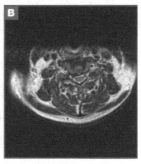

图 1-14　7 个月后影像学检查图像

另外，颈椎间盘突出的回纳不仅仅限于膨出或突出的情况，游离型①的颈椎间盘突出也一样具有回纳的可能性。一份前瞻性研究针对 70 位影像学上为游离型颈椎间盘突出的患者，且伴有严重的神经根受压症状（如手麻、手痛）进行反复磁共振 MRI 影像学检查。对比前后影像，70 位患者的游离型颈椎间盘突出均出现自发性吸收或消退（回纳）的情况，且症状也有明显改善。[17]

虽然说未必所有颈椎间盘突出的患者都能够出现"回纳"的情况，但是这些研究确实肯定了"回纳"的可能性。这意味着在多数情况下，颈椎间盘突出症的患者不是只有"手术治疗"这一条道路，也可以通过非手术治疗的方式缓解症状。

为什么颈椎间盘突出能够回纳呢？

关于颈椎间盘突出回纳的确切原因，目前存在不同的假设。

（1）身体的免疫反应。在某些情况下，身体会把突出物识别为异物，从而进行攻击清理，这样会减少突出物的体积。

---

① 关于颈椎间盘突出的分类可查阅本章第三节：科学理解检查报告。

（2）突出物水分的吸收。椎间盘的突出物髓核是一种弹性胶冻物质，含有大量水分。随着时间的推移，突出物的水分会被身体吸收，使得体积逐渐减少。

（3）椎间盘的自我修复。在椎间盘突出中，破裂的纤维环处具有自我愈合机制。

（4）椎间盘的力学变化。通过颈椎后仰等运动，在椎间盘后侧施加压力，有可能促使突出物向前移动恢复，从而实现回纳。

也有可能是以上几种原因的共同作用，促使颈椎间盘突出回纳。虽然我们尚不清楚确切的回纳机制，但这并不影响非手术治疗颈椎间盘突出症的选择。

六、转动脖子就咔咔响，严重吗？

转动脖子发出"咔咔"响或者"咯噔"响等声音，相信大家都不陌生。一些人认为这些响声是颈椎疾病的征兆。事实上，这种"咔咔"的响声，一般可分为生理性弹响声与病理性弹响声。在多数情况下，颈椎的响声不会伴随疼痛，是无害的，属于生理性的弹响。

（一）生理性弹响

生理性弹响主要是指仅出现弹响的时候，没有伴随任何的症状（如疼痛、肿胀等）。

关于生理性弹响的出现有以下几种理论进行解释。

1. 关节压力变化

颈椎骨骼组成的关节，周围有关节囊，关节囊内存有液体，润滑保护着骨骼。这些液体里面存有二氧化碳等气体。当我们转动脖子的时候，会影响到关节囊内部压力变化，压力减少时液体里面的气体会形成气泡，然后随着关节囊内部压力增加，气泡被挤压破裂，产生"咔咔"响等声音，如图 1-15 所示。当然，也有另一种理论[18]认为，这种响声的产生不是因为气泡被挤压破裂产生的，而是因为气泡形成才产生的。

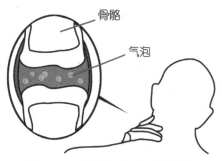

骨骼

气泡

图 1-15　关节囊内气泡挤压破裂

2. 骨骼周围韧带或肌腱的运动

韧带或肌腱，具有一定的弹性，我们可以把它想象成橡皮筋。当我们转动脖子时，橡皮筋（骨骼周围的韧带或肌腱）会跟着运动，被快速拉伸延长。这个过程中，也有一定概率产生弹响声。

补充知识点：有些人觉得，这好像平时正骨出现的"咔咔"响，响完后总有种舒服愉悦的感觉，为什么？

关于"咔咔"响后感觉更愉悦的这一点，可能有两种原因。

一是很多人会把"咔咔"响声，跟正骨后释放了压力，成功调整了骨骼关联起来，认为是正骨成功的"标志"。因而，当出现"咔咔"响时，会自然觉得该位置的压力被释放，得到了放松，骨骼被调整回到正常位置，会让人产生舒服愉悦感。但实际上，这是一种心理作用。

二是关节转动出现"咔咔"响声时，有可能刺激大脑释放内啡肽[①]。内啡肽是一种激素，能够帮助身体缓解疼痛与舒缓压力，这会让人产生愉悦感。

当然，出现响声后产生的愉悦感，也可能是以上两种原因共同作用而导致的。

（二）病理性弹响

与生理性弹响不同，病理性弹响出现的时候，通常会伴有一些症状，如疼痛。以下是几个常见导致病理性弹响的原因。

1.肌肉、肌腱或韧带僵硬

随着年龄增长，肌肉、肌腱或韧带的弹性会有所下降，它们会变得僵硬。当我们转动脖子时，它们可能会跟骨骼碰撞摩擦，产生响声。此时，我们可能伴随"紧张僵硬"的感觉，出现响声的频率可能会更高。

2.骨骼之间的摩擦

在转动脖子的时候，骨骼与骨骼之间也有可能出现摩擦，以致产生响声。但是这类的摩擦通常会与关节或椎间盘等组织的磨损有关，可能伴有疼痛的症状，属于病理性弹响。

以椎间盘为例。我们可以把颈椎间盘想象成位于两节颈椎之间的软垫。当它受到磨损（随着年龄增长，椎间盘内部水分减少，高度下降），两节颈椎间的距离减少，在我们转动脖子时，骨骼更容易接触在一起摩擦，从而产生响声。

---

① 内啡肽，也被称作安多芬或脑内啡。

（三）何时该重视响声？

导致响声出现的原因有很多，如果属于病理性弹响，往往伴随一些症状，需要引起足够的重视。尤其是下列情况，建议及时寻求专业医疗帮助。

1. 伴有疼痛、肿胀、发热、恶心、头晕等症状

当伴有以上症状，有可能是关节炎、肌肉损伤或者颈椎问题影响到神经。

2. 响声越来越频繁，每次脖子活动都会出现响声

一般来说，不会每次转动脖子都产生响声，"咔咔"响很难在短时间内反复出现。生理性弹响中气泡的形成也需要足够的时间。如果响声愈发频繁，甚至每次都出现，有可能与关节半脱位有关。

3. 手术或事故后出现响声

为了以防万一，手术后或者事故后出现响声，需要找主治医生评估风险。尤其是事故后（如车祸）出现响声，可能与颈椎骨骼损伤或脱位有关。

第三节　普通X线/CT/MRI：科学理解检查报告

不少颈椎病朋友在看到检查报告的一瞬间，会出现一些困惑与担忧。困惑在于不知道报告中医学专有名词的意思，担忧在于不清楚这些名词代表的严重程度，报告中是否隐藏着"自

己的颈椎病很危险"的意思。例如：报告中写的"颈椎生理曲度变直"，会不会很严重？因此，我们专门写一节关于影像学检查报告的知识，让大家了解报告中常用医学专有名词的含义，避免因不清楚、不了解带来的过度"担忧"。

一、普通 X 线 /CT/MRI 区别

普通 X 线、CT（电子计算机断层扫描）与 MRI（磁共振成像），三者最大的不同在于成像原理，即形成图像的原理。不同的成像原理决定了三者分别适合检查疾病的种类。

普通 X 线与 CT 主要是通过 X 射线摄影成像。人体各个组织之间存在着厚度与密度的差异，比如骨骼和脂肪的厚度与密度差别巨大。由于这种差异性，X 射线穿透人体时被人体各个组织吸收的程度会不一样，最终导致片子上产生黑白明暗不一的图像。比如骨骼的密度高，吸收 X 射线多，容易形成白色图像。而脂肪、肌肉、韧带等软组织的密度偏低，吸收 X 射线少，通常形成黑色图像或介于黑白两色的图像。所以，普通 X 线与 CT 在检查骨骼等密度高的组织疾病上会有很好的效果，且检查速度快，但是在软组织的检查上会比较弱，并存在辐射风险。

将普通 X 线与 CT 进行比较，普通 X 线的成像是直接让 X 射线穿透人体，最终的影像相当于我们自己拍摄的普通照片。而 CT 则是让 X 射线束围绕人体的某一部位进行连续的断面扫描，就像是把人体横向切分成统一厚度的片，然后透过 X 射线留下影像。这种影像通过计算机的处理能够做出三维立体的影

像。换言之，CT 可以说是高级版的普通 X 线，但价格更贵，辐射更大。

将 X 光片和 CT 与 MRI 进行比较，MRI 在软组织上的检查更有优势并且无辐射，但检查速度慢（检查一个部位至少需要 20 分钟）。这是由于 MRI 的成像依靠磁场，让人体中的质子产生磁共振现象，逐步形成图像。

接下来告诉大家一种简单的看片及快速看懂检查报告内容的方法。

检查报告的内容基本分为两个部分：一是检查所见，即从图像上看到了什么；二是诊断意见，即根据图像所见综合判断提出意见。下面把检查所见的常用医学专有名词解释给大家。

二、颈椎生理曲度发生改变严重吗？

无论是在普通 X 线，还是 CT 或 MRI 检查，基本都会对颈椎生理曲度进行分析，观察它有没有改变，判断颈椎生理曲度是正常、过大还是变直。

（一）什么是颈椎生理曲度改变？

从第一节的内容，我们知道，颈椎排列呈反"C"的弧形。正常情况下，这个弧形前凸生理曲度大约是 30~40 度[19]。当我们的颈椎生理曲度不在正常范围内，会被认为颈椎生理曲度出现改变。

要注意：颈椎生理曲度改变不等于颈椎病

随着年龄增长，颈椎生理曲度改变是一件相对正常的事情。

导致颈椎生理曲度改变的常见原因之一是椎间盘退化。椎间盘位于两节颈椎椎体之间，前厚后薄的结构为颈椎提供一定曲度。而且椎间盘里面含有大量水分，会在颈椎活动中承担减震与缓冲的作用。但是随着年龄增长，椎间盘会逐渐被磨损，可能会带来生理曲度的变化。当然，这通常是一个持续数年的事情，也不一定会带来颈椎疼痛等不良症状。有研究认为颈椎生理曲度改变未必会是颈椎出现疼痛的原因。[20]

如果在自己的报告上看到颈椎生理曲度改变，不需要过分担心忧虑，可以仔细询问医生生理曲度改变与自己症状出现的关联性有多大。某些情况下，在进行影像学检查时头部姿势的变化也会影响到颈椎生理曲度大小，如微微仰头时颈椎曲度会增加。再者，这一类非外伤、非生长发育所致的颈椎生理曲度改变，可以尝试通过运动康复等手段慢慢纠正恢复。此部分内容会放在第二章说明。

（二）颈椎生理曲度改变的影响

虽说颈椎生理曲度出现改变是相对正常的，不一定会产生症状，但不能忽视改变后可能带来的影响。正常的颈椎生理曲度会让颈椎更好地承受头部的重量，减少椎间盘等组织的压力与磨损，让颈椎在适合的范围内运动。

相对地，当颈椎生理曲度改变时，可能无法支撑好头部重量，反倒增加颈椎压力，造成椎间盘、韧带与骨骼的磨损，还可能带来颈部活动受限的问题。严重的颈椎生理曲度改变的影响或许不仅局限在颈椎，还会产生多米诺骨牌效应，向上有可能影响大脑供血，容易出现头晕、头痛的情况；向下有可能影响胸椎、肩部，容易出现肩背部酸痛、胸闷等问题。

三、骨刺会"刺伤脖子"吗？

骨刺，即骨赘，属于骨组织的异常增长，是一种骨质增生物。例如：在骨骼其他位置出现骨骼增厚等情况。

说到"骨刺"这个词，很多人会想象一种十分尖锐的状态，如针灸用的针，似乎很容易就能够刺激神经血管，甚至穿透皮肤。但事实上，骨刺往往是圆形或扇形的，带骨刺的脊椎椎体边缘是类似百褶裙的下摆一样，如图1-16所示。如果骨刺不靠近神经血管，它们并不容易刺激到这些组织，可以不产生任何症状，也不会夸张地从皮肤穿透出来。所以，大家不要一听到"骨刺"就特别担心害怕。

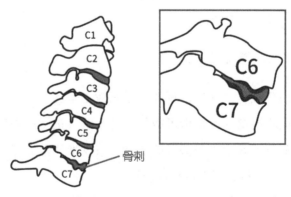

图 1-16 脊椎椎体骨刺

为什么会出现骨刺？骨刺是脊柱退变的正常现象，就像随着衰老，头发变白，皮肤出现皱纹一样。骨骼不是石头一样的"死物"，它会不断更新，像头发和指甲一样会变化。在这个过程中，若骨骼附近出现炎症或者组织受损（如颈椎韧带肌腱受损），会影响到骨骼的正常生长，让新的骨细胞沉积在通常不会生长的位置，形成骨刺。所以，除了人体衰老，脊柱退变外，还有可能通过炎症引起，刺激骨刺形成，例如：关节炎，不良姿势，创伤性损伤等。

颈椎长骨刺，真的是一件坏事吗？

有时候，骨刺并不是一件坏事，它是颈椎退变中的一种正常生理现象，未必会引起疼痛等不良症状。因此，大多数颈椎骨刺不需要特别治疗。一旦骨刺引起症状，通常会首选保守治疗（非手术治疗），如药物或注射、运动康复、健康教育（如不良姿势纠正）等。这些通常能够达到很好的缓解效果。在骨刺严重刺激神经、压迫脊髓的情况下，保守治疗无效时，才会考虑手术的方式。

骨刺能被"特效药"消除吗？

如果你听说服用一种特效药，能够专门溶解消除骨刺，那么基本上是骗人的。骨刺的成分，与正常的骨组织是一样的。试想一下，这种特效药真的能区分开骨刺与正常的骨组织，只消除溶解骨刺，而不对正常骨组织造成影响（把其他的正常骨骼一起溶解）吗？

骨刺引起的疼痛等症状，通常与骨刺刺激人体组织引起炎症反应有关。对于骨刺的治疗，大多数情况下不是消除骨刺，而是消除炎症反应引起的症状。

四、椎管狭窄是什么意思？

从本章第一节的内容，我们了解到椎管是由脊椎椎体堆叠形成的中空纵向空间，是脊髓的通道。这个通道的横向直径大概是17~18毫米，略小于一个1角硬币的直径。而椎管狭窄，可理解为这条通道（纵向空间）变窄了，如图1-17所示。由狭窄的位置，可分为颈椎管狭窄、胸椎管狭窄和腰椎管狭窄。

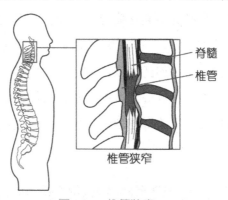

图 1-17　椎管狭窄

引起椎管狭窄的原因分为先天和后天。

先天因素导致的椎管狭窄，主要指先天发育畸形，在脊柱生长发育的过程中由于营养、外伤或遗传等因素造成椎管发育狭窄。

后天因素引起的椎管狭窄，一般有以下几种情况：

■ 与椎管相邻的椎体骨质增生（骨刺生长）、黄韧带肥厚、后纵韧带骨化；

■ 创伤后骨折外伤、椎间盘突出、椎体向后滑脱占据椎管容积；

■ 术后脊柱不稳定，节段畸形引起椎管狭窄。

颈椎管狭窄，是什么感觉？

椎管狭窄的发展通常比较缓慢，身体一般能够适应这些变化。所以，颈椎管狭窄很少会立刻出现全部症状，也可能不会产生症状。

当颈椎管狭窄开始产生症状，它往往与脊髓功能障碍有关。脊髓位于椎管内，当椎管变得狭窄，脊髓会有被挤压的风险。脊髓负责传导大脑与身体之间的信息，控制着四肢的运动、感知一些简单的反射活动（如排尿反射）。例如：颈椎脊髓受压可能会影响到下肢的神经和肌肉，甚至让步行方式出现变化，感觉自己走路不稳，像踩棉花一样，下肢力量下降。又或者颈椎脊髓受压影响到上肢的神经和肌肉，有可能让上肢的皮肤出现麻木、力量下降、肌肉萎缩的情况。还有，颈脊髓受压可能造成肠道和膀胱的问题，轻度出现排尿更加频繁，严重时可能出现大小便失禁。

由于初期颈椎管狭窄发展缓慢，可能不会产生症状，对于颈椎管狭窄的治疗，往往会先选择保守治疗。例如：运动康复、短时间佩戴颈托、药物治疗、硬膜囊外类固醇注射等。当保守治疗无效，症状严重时，再考虑手术治疗，解除脊髓受压。具体的手术方法会因颈椎管狭窄的具体状况进行选择。

五、硬膜囊受压意味着哪些可能？

硬膜囊位于椎管内，是保护脊髓与神经根的一层组织。硬膜囊内含有水分，被称为脑脊液，主要为脊髓与神经根提供营养和浮力。而硬膜囊受压，主要是指硬膜囊受到压力变形，例如：颈椎间盘突出导致硬膜囊受压，如图1-18所示。还有椎体滑脱、骨质增生、椎管内囊肿等情况也会导致硬膜囊受压。

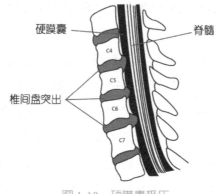

图1-18 硬膜囊受压

由于硬膜囊内的脑脊液可为脊髓与神经根提供浮力，当硬膜囊受压时，常常会出现3种可能。以椎间盘突出为例，如图1-19所示。

■ 一是硬膜囊轻度受压，硬膜囊虽然被压变形了，但是没有压到脊髓。此时，可不产生症状。

■ 二是虽然硬膜囊被压变形的程度变大了，但是脊髓在脑脊液的浮力作用下"识趣"地向后移动，并没有被压迫。

此时，也可不产生症状。

■ 三是硬膜囊被压变形的程度很深，即便脊髓向后移动仍然受到压力。此时，可能会产生对应的受压症状，如皮肤麻木、肌肉力量下降等。

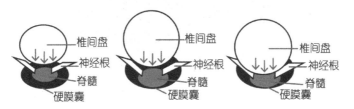

图 1-19　硬膜囊受压的 3 种可能

总的来说，硬膜囊受压并不可怕，大家不要一看到报告单上写着硬膜囊受压就慌了。硬膜囊受压不等于脊髓受压，轻度的硬膜囊受压可以没有任何症状出现。

六、颈椎间盘突出可以怎么分类？

颈椎间盘突出，通常有两种分类方法，一种是按照突出的方向，另一种是按照突出的程度。

（一）按照突出的方向分类

不同的突出方向，造成的症状会有所区别。例如：向侧面突出刺激神经根，通常是单侧上肢对应神经支配区域出现疼痛麻木；向正后方突出刺激神经根，通常是双侧上肢对应神经支配区域出现疼痛麻木。图 1-20 为不同椎间盘突出方向常用的分类。

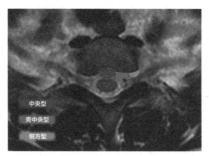

中央型

旁中央型

侧方型

图 1-20　椎间盘突出方向分类

1. 中央型

椎间盘中央型突出，指椎间盘向正后方中央突出。

椎间盘的后方是椎管，椎管内分布着很多神经。如果你是中央型的椎间盘突出，你的疼痛范围通常会比较广，很有可能出现两侧上肢疼痛。同时由于向正后方突出，椎间盘会有可能占据对应椎管的位置，出现椎管狭窄。

不过，椎管内会有硬膜囊等组织保护神经，可缓冲椎间盘突出对神经造成的压力。一般而言，中央型的椎间盘突出疼痛程度会比侧方型突出轻一些。

另外，椎管内有脊髓。严重的中央型突出，有可能压迫脊髓。但是由于椎间盘后侧具有后纵韧带的保护，椎间盘向后侧正中央突出的概率比较低。同理，导致脊髓压迫的可能性也比较低了。

2. 旁中央型

由于椎间盘的正后方具有后纵韧带的保护，其突出方向会更倾向于中央偏侧后方的位置。我们把这种突出方向称为旁中央型突出。旁中央型的突出，通常会对一侧的神经造成压力，出现单侧上肢的疼痛麻木。但即使是旁中央的位置，也是存在椎管的。椎管是神经的保护层。轻微的旁中央型突出如图 1-21 所示的图 A，可能不会刺激神经，产生症状。但巨大的旁中央型突出如图 1-21 所示的图 B，对椎管内的神经造成挤压，有可能会造成椎管内脊髓的压迫或椎管狭窄，出现严重的疼痛。

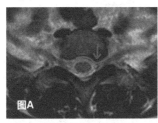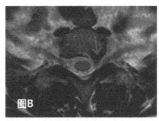

轻微的旁中央型突出　　　　　　巨大的旁中央型突出

图 1-21　旁中央型突出

3. 侧方型

椎间盘向后外侧突出，通常不会对椎管造成压迫，只是压迫单侧的神经根，表现出单侧的症状。

但由于椎间盘后外侧是椎间孔的位置，椎间孔内有血管与神经通过。侧方型突出除了会挤压神经，还有可能造成椎间孔的狭窄，影响到椎间孔附近的血液循环。椎间盘就是依靠血管的扩散作用获取营养物质与代谢废物的。血液循环受影响，会减慢椎间盘的恢复。

（三）按照突出的程度分类

不同的突出程度会对症状的轻重以及恢复情况等有影响。例如：一些轻度膨出的椎间盘可能不会刺激神经产生症状。按照突出的程度，颈椎间盘突出可以分成四种，如图 1-22 所示。

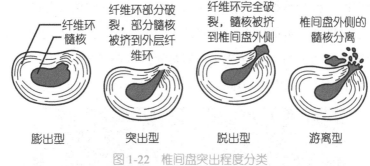

纤维环
髓核

纤维环部分破裂，部分髓核被挤到外层纤维环

纤维环完全破裂，髓核被挤到椎间盘外侧

椎间盘外侧的髓核分离

膨出型　　　　突出型　　　　脱出型　　　　游离型

图 1-22　椎间盘突出程度分类

1. 膨出型和突出型

髓核是富有弹性的胶状物质，可塑性强。膨出型指在外力的压迫和刺激下，虽然纤维环没有破裂损坏，但是髓核却因压力向外膨胀。突出型指纤维环部分破裂，髓核被挤压到外层的纤维环里。

这两类的椎间盘突出，只要不对神经造成压迫，可以是毫无症状。但如果向后侧或外侧突出时，对椎管内外的神经造成压迫，极有可能出现症状。

2. 脱出型和游离型

脱出型指纤维环完全破裂，髓核被挤压到椎间盘的外侧，但仍然与椎间盘相连。游离型指髓核被挤压到椎间盘外侧后，与椎间盘分离进入椎管内。

我们都知道，椎管内有脊髓。当检查报告上注明椎间盘为脱出或游离，很多人会非常担心脱出或游离的突出物是不是已经压迫脊髓，或者未来有可能压迫脊髓，甚至造成严重的症状，如大小便失禁、腿软无法站立等。事实上，哪怕是压迫脊髓，也有一定概率通过非手术治疗好转。一项回顾性研究选取 27 例颈椎间盘突出症导致的轻度颈脊髓病（cervical myelopathy）病例，在非手术治疗的情况下，有 10 例颈椎间盘突出出现回纳的情况[21]。当然，如果确定压迫脊髓，且出现明显的脊髓压迫症状，还是得考虑手术。

七、颈椎椎体滑脱很危险吗？

很多人一看到"滑脱"这个词，就联想到积木掉落那种很不稳定的样子，觉得稍微抬抬头、转转脖子，那一节要滑脱的颈椎就会掉出来，如图 1-23 所示。

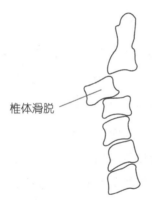

椎体滑脱

图 1-23　想象的颈椎滑脱

其实，报告上指的颈椎滑脱，通常是指相邻两个椎体发生向前或向后的相对位移。当然，也有少见的颈椎向侧面滑脱的情况。但由于颈椎椎体不是独立存在的，它的前侧有前纵韧带稳定，后侧有后纵韧带稳定，所谓"颈椎滑脱"，并不会像大家想象的那样瞬间掉落出去。

针对向前滑脱的程度，还可以分为 4 个级别。下面以腰椎为例说明。如图 1-24 所示，我们把下方椎体平均划分出 4 个位置。其中：

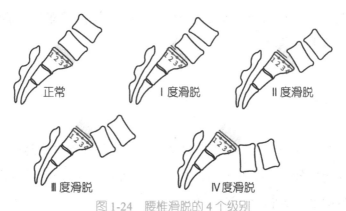

图 1-24　腰椎滑脱的 4 个级别

- I 度滑脱为椎体有滑动，但不超过下方椎体的 25%；
- II 度滑脱为相对下方椎体有 26%~50% 的滑动；
- III 度滑脱为相对下方椎体有 51%~75% 的滑动；
- IV 度滑脱为相对下方椎体有超过 75% 的滑动。

对于 I 度与 II 度的滑脱，如果没有产生严重的神经压迫，通常可以通过保守治疗运动康复的方式缓解疼痛。有些时候，当滑脱的椎体没有对颈椎的神经、血管等组织造成压迫，可能不会产生太多症状。

对于 III 度与 IV 度腰椎滑脱，如果伴有严重的神经受压症状（如剧烈疼痛、下肢无力、行走困难、大小便失禁），或者通过 3~6 个月的保守治疗但效果不佳，或许需要考虑手术的方法。相反，如果只有轻微的症状，且症状没有持续加重，通常会建议先尝试保守治疗，例如：避免增加滑脱的动作、通过药物缓解症状、适量强化颈椎肌肉运动增加颈椎稳定性等。具体的运动方法见第二章运动康复的内容。

八、颈椎退行性改变代表什么？

颈椎退行性改变是一个常常出现在检查报告中的词语。我们可以理解为，颈椎正常结构由于年龄增长、过度使用等原因出现了衰变与功能的衰退。举个例子，在正常情况下颈椎可以灵活稳定地活动，如低头时下巴可以碰到胸部，抬头时额面部几乎与天花板平行。另外，颈椎能够承担好头部重量，如轻松低头伏案工作长达 60 分钟。但随着年龄增长，颈椎结构磨损可能带来功能的衰退，如无法顺畅地低头抬头、低头伏案工作 30 分钟脖子就发酸。这些颈椎结构的磨损，可能是椎间盘变性、形成骨赘、韧带肥厚等颈椎结构的变化。

换言之，颈椎退行性改变可能会是椎间盘、韧带等颈椎结构出现退变。它是在年龄增长过程中出现的正常、几乎不可避免的现象。所以，当自己的检查报告上出现"颈椎退行性改变"，先不要着急。我们可以通过一些方法延缓颈椎退行性改变，如养成保护颈椎的生活习惯、积极运动锻炼等。

第四节　颈椎病的治疗方法

由于不同地区的医疗水平和经济水平各异，颈椎病的治疗方法也不同。一般可以分为保守治疗和手术治疗两种。若再细分，保守治疗方法又可分成传统保守治疗方法和物理治疗方法；手术治疗又可以分成传统颈椎手术与微创手术。

下面，我们来具体看一下颈椎病的保守治疗方法有哪些。

一、保守治疗：优先选择

由于颈椎手术的风险性与颈椎病保守治疗的有效性，在颈椎病的治疗选择上，通常是优先选择保守治疗的（脊髓型颈椎病除外）。

接下来，针对保守治疗的常见问题，为大家逐一说明颈椎病保守治疗都有哪些方法。

（一）你适合按摩吗？

按摩应该是最常见的保守治疗方法，可通过放松颈肩肌肉达到缓解疼痛的效果。但也不是每个人都适合进行按摩。

具有以下问题的朋友，不适合进行颈椎按摩：

- 诊断为脊髓型颈椎病
- 明显颈椎节段性不稳
- 颈椎结核、肿瘤
- 颈椎病伴有发育性颈椎椎管狭窄
- 颈椎病伴有颈椎骨折或严重骨质疏松症
- 颈椎病伴有急性传染病、皮肤病

按摩有没有效果呢？

这是因人而异的。就缓解颈椎疼痛而言，有研究发现，按摩可能会提供短期即时的缓解疼痛效果，而与其他治疗方法相比，按摩却未显示出更明显的效果 [22, 23]。也就是说，既有按摩后缓解疼痛的朋友，也有只短期缓解疼痛的，或者无明显效果的朋友。所以，要不要选择按摩，还是看医生建议与个人需求。

另外，我们经常在大街上看到许许多多的按摩广告，如泰式按摩、古法按摩等。需要注意，治疗疾病的按摩与大街上随处可见的保健按摩是有所区别的。前者要求经过训练，具备专业医学资质。如果你要选择按摩，请先经过医生许可，再选择"专业靠谱"的那一类。千万不要随意选择街边按摩店，偏听所谓"按得越重越痛就越有效"的说法。这反倒容易造成颈椎肌肉损伤，甚至更严重的后果，如中风。

（二）正骨复位能把椎间盘突出"推"回去吗？

这是一个很有趣的问题。但目前并无研究证实，仅依靠正骨复位的手法操作，可以把椎间盘突出"推"回去。

况且，如果你理解了前面椎间盘结构知识的内容，就会发现这基本是不太可能的。椎间盘突出物"髓核"，大部分是水，可以想象为类似"果冻"的物质。椎间盘突出可以理解为椎间盘外侧纤维环破裂，里面的"果冻"向外"流动"。我们可以试着想一下，正骨复位的过程是把含水量高的"果冻"推回去原来的位置，且让它不再从已经破裂的纤维环流出来。这件事情的可行性高吗？

当然，一些人可能在做完手法后会感到明显的症状缓解，疼痛感下降，身体活动更轻松。这并不是自己椎间盘突出被正骨复位"推"回去的缘故。它可以是正骨复位手法改变其他因素（如关节活动度、纠正小关节紊乱等），减轻神经压力，达到缓解症状的效果。而且，其他不是让椎间盘突出物"推"回去的手法也可以达到缓解症状的效果。像是脊柱关节松动术

（spine manipulation）可通过增加关节活动度，减轻椎间盘压力缓解症状。屈曲牵拉手法（flexion-distraction technique）可通过改变椎间盘压力，促使突出物远离受压的神经，达到缓解症状的效果。

（三）牵引会把颈椎越拉越直吗？

这倒未必。部分牵引方法有助于恢复颈椎生理曲度，能够改善颈椎曲度变直的情况。一项小型研究发现，结合颈椎中段横向牵引（如图 1-25 所示）与颈椎关节松动术，可在 8~10 周改善颈椎生理曲度[24]。其中，颈椎关节松动术是一种物理治疗常见手法。另外，也有一些关于颈椎牵引的病例报告[25~27]，在接受颈椎牵引后，发现颈椎生理曲度变直被改善。

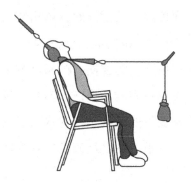

图 1-25　颈椎中段横向牵引

要注意的是，在那些病例报告等研究中，不会仅依靠颈椎牵引这一种方法，而是结合运动康复、物理治疗手法的方式去改善颈椎生理曲度变直的问题。如果你有需要长期改善颈椎生理曲度变直，可以结合多种方式进行，如运动康复、物理治疗手法与日常习惯。

"颈椎牵引"在缓解颈椎症状上，有效果吗？

还是具有一定效果的。以在医院里面最常见的颈椎直立牵引为例，它有利于减轻颈椎椎体之间椎间盘的压力，减轻神经根的压力，拉伸颈部周围的肌肉和关节结构，达到缓解颈椎病症状的效果。2017年刊登的一份荟萃分析研究得出结论，颈椎牵引可能在短期缓解颈椎疼痛，但关于颈椎牵引的长期效果则需要更多的研究证实。[28]

换而言之，若牵引有所效果，是可以继续进行，若没有明显效果，那需要考虑一下其他的方法，而不要"死磕"。不是所有人都适合进行颈椎牵引，特别是以下人群：

- 颈椎病伴严重心脑血管疾病
- 具有严重骨质疏松、椎动脉狭窄
- 具有颈椎不稳的情况，如颈椎骨折和颈椎椎体滑脱
- 具有脊髓型颈椎病

（四）吃药，会不会产生依赖性？

药物是颈椎病保守治疗常用方法之一。当我们的颈椎疼痛剧烈的时候，需要服用一些药物缓解症状。

常见的治疗颈椎病药物：

- 肌肉松弛剂（如乙哌立松片），帮助缓解肌肉紧张
- 营养神经药（如甲钴胺、B族维生素），改善神经肌肉营养，促进神经修复
- 消炎镇痛药（如西乐葆、芬必得），减轻炎症，缓解疼痛

- 扩血管和改善血供药（如地巴唑），缓解椎动脉痉挛狭窄、供血不足造成的头痛等症状
- 中药、中成药（如一些中药药膏），在中医理论上可活血化瘀，舒筋镇痛

这些药物在一定程度上能缓解颈椎病症状，但是如果你的颈椎病产生，与长期颈椎使用姿势不当、肌肉力量下降等有关，在停止药物后，有一定概率复发。

长期服用药物，会不会产生副作用？

其实，大部分药物都具有一定的副作用。长期频繁地服用药物，容易给身体带来不利的影响。像肌肉松弛剂，可能带来血压下降、心律紊乱、心跳过缓等副作用。像非甾体抗炎药(NSAIDs)，如西乐葆，存在引起胃肠道出血的风险。

当然，考虑到副作用，主治医生会写明用药量、用药频率等。因此，如果我们需要药物，必须遵医嘱，正确服用。如果你在外面遇到所谓的颈椎病"特效药"，需要长期服用才有效，能够有效避免颈椎病复发，我想你应该考虑一下是不是遇到骗子了。

常吃止痛药，会不会产生依赖性？

在用于止痛的药物中，常用的是非甾体类抗炎药(NSAIDs)，我们可以在药店买到。这类药物一般不会上瘾。但长期服用可能带来胃肠道的不良反应，会造成活动性溃疡或上消化道出血。

而另一种止痛药是阿片^①类药物，会在出现较为严重的颈椎疼痛时使用。这种药物有可能让人产生依赖性，属于处方药，需要在医生监督下服用。

（五）针灸是人人有效吗？

未必。几乎没有人人有效的治疗方法。既存在一些依靠针灸缓解症状的人群，也有做完针灸后没有丝毫改善的颈椎病患者。不过，针灸在针对颈椎疼痛和腰部疼痛上，确实具有一定的止痛效果[29]。如果自己能够通过针灸缓解疼痛，不妨继续针灸。一般情况下，针灸与其他的保守治疗（如运动康复、牵引）没有冲突。

（六）颈托，在治疗颈椎病上有用吗？

颈托的主要作用是固定支撑好头部，减轻颈椎压力，限制颈椎异常活动，增强稳定性，缓解症状，如图 1-26 所示。

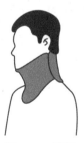

图 1-26　颈托

因而，我们常常会在出现以下情况时，被医生推荐使用颈托：

---

① 阿片，这一词汇来源于希腊文 opium，也可被译为鸦片，是罂粟科植物罂粟未成熟果的浆汁的干燥物。

- 颈椎手术后，在没有痊愈的时候，尤其是术后一周，医生可能会嘱咐你佩戴颈托，让颈椎保持正常的曲度，避免颈椎过度活动。

- 出现严重事故（如车祸）时，为了避免严重的损伤，在医生进行评估前，你会被医护人员戴上颈托。

- 在一些需要缓解颈椎病症状或出现颈椎骨折、脱位等颈椎不稳的情况下，你可能会需要戴上颈托，增强颈椎稳定性，减轻颈椎压力，促进颈部软组织（肌肉、韧带等）愈合。

但这并不意味着颈托适合长期佩戴。通常来说，颈托是一种"临时"的保护装置，能在短期内缓解症状。长期佩戴反倒有可能让颈椎肌肉变弱，柔韧性下降[30]，不利于后续康复。哪怕是颈椎融合手术后，也很少会要求连续一周，每天 24 小时都戴着颈托。一些被要求佩戴颈托的患者，可能还会被要求在一天的某个时间段摘掉，在安全范围内进行温和的颈肩部运动，避免长期佩戴导致肌肉力量与柔韧性下降。

另外，颈托有不同的类型。如由毛毡等较软材料制成的软颈托（多用于缓解中度颈椎疼痛），由硬塑料制成的硬颈托（常用于颈椎骨折、脱位的固定），甚至还有为改善长期低头导致头前伸的矫正类型颈托。这些颈托的选择需要测量颈椎高度与颈椎围度。大家不要随意在网上购买。

总的来说，颈托或会帮助缓解颈椎病症状，但并不适合长期佩戴。如果你的主治医生给了佩戴颈托的医嘱，你需要咨询清楚正确佩戴方式，每天佩戴时间，需要持续佩戴多久，如何保养清洗颈托，期间是否需要进行温和的颈肩运动等，避免自己戴颈托时间过长或不足而影响效果。

（七）卧床休息是一劳永逸的治疗方法吗？

休息，被认为是缓解颈椎病最简单的方法之一。在过去，医生会常常要求患者卧床数周来减轻症状。因为卧床休息能够减轻颈椎的压力，给颈椎肌肉、关节和韧带等组织自我修复创造条件，达到改善颈椎病症状的效果。

但是，单靠卧床休息不足以一劳永逸地"解决"颈椎病。相反，卧床休息时间越长，越容易带来负面效果。肌肉长期不运动，会很快出现肌肉力量的下降，大约每周 12% 的速度下降，在重新恢复力量的肌肉训练中要比那些直接肌肉损伤的患者慢；长期卧床休息还会对肌腱、韧带和软骨产生影响，导致关节挛缩①，关节僵硬，活动范围下降 [31]。如果我们仅靠卧床休息，或许不但不能缓解疼痛，1~2 周后还会发现脖子无力僵硬，甚至疼痛加重。随着医疗知识与技术的进步，我们的主治医生或康复师会倾向于把休息与运动结合起来，即适度休息（通常卧床不超过一周）与合理运动（在可忍受范围内科学运动）。

（八）肌效贴跟贴膏药有什么区别？

肌效贴，又称肌内效贴布，是一种看上去有点像膏药，但实际上没有药物成分的弹性运动贴布，它的基本原理是依靠其强力的弹性和依附性（不容易脱落），如图 1-27 所示。它顺着肌肉走向贴在颈肩位置肌肉上，有利于分担肌肉的压力，放松紧绷的肌肉，也具备一定保护固定作用，从而改善颈椎病症状。

---

① 关节挛缩：失去在主动或被动状态下的正常活动范围，以膝关节为例，原本在仰卧位可主动完全伸直膝关节，但现在不能完全伸直膝关节。

不过，关于肌效贴在治疗颈椎病上的有效性，目前存在一定的争议。2009 年的随机对照试验发现，肌效贴虽然能在短期内改善急性颈椎挥鞭样损伤①的疼痛与颈椎活动度，但改善的范围很小，可能没有临床意义[32]。2012 年的随机对照试验，通过对比肌内效贴敷与颈部手法在治疗颈椎机械性疼痛一周后的疗效发现，二者在疼痛程度与颈椎前屈、后仰、侧屈活动范围上有类似的改善作用，但颈椎活动范围与功能障碍程度上的改善很小，关于功能障碍程度的改善没有临床意义[33]。

也就是说，肌效贴或许会在一定程度上缓解颈椎症状，但是能够缓解与改善的程度很小，对比其他的治疗方法相当于"效果不大"或"没有效果"。当然，这两个随机对照试验具有一定的局限性，对于肌效贴在治疗颈椎病的效果有多大这个问题，还需要更深入的研究。如果你自己试过肌效贴，也感觉不错的，还是可以继续。只是需要注意首次使用最好找接受过肌效贴相关培训的专业人员进行诊断后贴敷，因为不同的贴敷方式产生的效果是不一样的。若自己皮肤十分敏感，需要慎重使用。

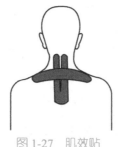

图 1-27　肌效贴

---

① 急性颈椎挥鞭样损伤，是指由于身体剧烈加速或减速运动的过程中，头部运动不同步，导致颈椎连续过度伸屈而造成的颈髓损伤。例如：开车时紧急刹车或遇到撞击，车座靠背太矮无法固定好颈椎，导致颈椎快速过度后仰低头出现的骨折、脱位等损伤。

（九）物理治疗是新型的治疗方法吗？

物理治疗是康复医学的重要内容。物理治疗不是近几年才出现的。现代物理治疗是在 19 世纪末建立起来的。它的迅速发展与第一次、第二次世界大战战后伤员恢复肢体功能密切相关。1921 年，美国妇女物理治疗协会（现在称为美国物理治疗协会）成立。1983 年，我国卫生部筹建了"中国康复医学研究会"。

什么是物理治疗？

在英国注册物理治疗师协会的定义里，物理治疗，通常是指通过运动康复训练、手法治疗、健康教育与指导，帮助因受伤、疾病、残疾造成活动功能障碍的人最大限度地恢复身体功能，提高其独立生活与工作的能力。无论处于哪一个年龄段，你都可以从物理治疗中受益。

1. 运动康复训练

运动康复训练是指有系统、有计划的身体动作、姿势或身体活动表现。其目的是帮助患者修复或者预防损伤，改善、恢复或增进身体功能，预防或降低健康相关危险因子，优化整体健康状态、体能。运动康复训练不同于日常的体育运动，更多的详细内容会在运动康复章节进行介绍。

2. 手法治疗

手法治疗是指物理治疗师徒手在患者上针对关节、肌肉与神经进行的技术性操作，达到治疗肌肉骨骼疼痛和功能障碍的目的。这是一种被动的治疗方法。常见的颈椎病手法治疗有脊柱松动术、神经张力手法等，不仅仅是传统推拿手法。

西方手法治疗与传统推拿手法存在差别。虽然二者都是需要治疗师徒手在患者的身体上进行，从姿势上看着也差不多。但是西方手法治疗以人体的解剖学为依据，比如在治疗颈椎病时经常使用的脊柱关节松动术，是指在脊柱关节进行牵拉或滑动，以达到增加关节活动度与缓解疼痛的目的。而传统的推拿手法以中医经络等传统医学为依据，在脊柱周围穴位进行点按揉，达到疏通经络、松解肌肉的效果。

3. 健康教育与指导

健康教育可理解为通过学习颈椎解剖、疼痛机制与正确姿势等内容，掌握正确科学的护颈知识，避免在日常生活工作中由于姿势不当等原因导致颈椎病症反复出现。更多详细的健康教育内容会在本书第三章进行介绍。

简单来说，物理治疗以循证医学为基础，将患者视为"完整的个体"。通过非侵入性的治疗手段，以及对患者生活习惯的指导建议，致力于提升患者的健康水平与福祉。

由此，大家可以发现物理治疗的核心是患者自己参与治疗。患者通过学习相关知识，达到对意识的改善，从而积极配合物理治疗师，参与到治疗的过程中。如果患者不能配合，那么治疗的效果将会大打折扣。所以，在物理治疗的时候，希望大家主动参与，积极配合。

理疗（如超声波等）属于物理治疗吗？

理疗属于物理因子疗法，是属于物理治疗的一种手段。物理治疗包括应用力、电、光、声、水和温度等物理因素来治疗疾患的方式。其中，应用徒手以及应用器械进行运动训练来改善功能障碍（主要利用物理学中的力学因素）的方法，称之为运动疗法。像光疗（如红外线光疗、紫外线光疗）、电疗（直流电疗、低频电疗、中频电疗、高频电疗）、冷疗（冰敷、冰按摩等）、热疗（热敷、蜡疗、透热疗法等）等其他物理因子的应用，常被称为理疗。

二、手术治疗：最后一道防线

手术有风险，动刀需谨慎。在大多数人眼里，能不动手术，肯定是保守治疗更好，更不用说是颈椎手术，这可是牵一发而动全身。但是应该动手术的时候还是得谨遵医嘱动手术，以避免神经、脊髓出现永久性损伤，导致瘫痪等严重后果。

（一）何时该手术？

颈椎病的分型，在某些程度上是可以帮助我们判断是否需要手术。

对于颈型颈椎病与神经根型颈椎病，通常是优先保守治疗（非手术治疗）。在经过长时间保守治疗后无明显效果，颈椎病的症状仍然严重影响日常工作生活。此时，可以开始考虑手术的可能性。

相反，对于脊髓型颈椎病，在《颈椎病的手术治疗及围手术期管理专家共识（2018）》中提到，凡已确诊的脊髓型颈椎病患者，如无手术禁忌证，原则上应手术治疗。对于症状呈进行性加重的患者，应尽早手术治疗[34]。毕竟，脊髓一旦受损，带来的症状以及后续康复影响是巨大的。

剩下的其他型颈椎病，则需要慎重选择手术治疗[34]。在排除其他原因，确诊是其他型颈椎病（如椎动脉型颈椎病），且保守治疗无效，可以考虑手术治疗。因为其他型颈椎病在诊断上是相对较难的。

看到这里，或许大家会发现手术并不是治疗颈椎病的第一选择（脊髓型颈椎病除外），反而是治疗颈椎病的最后一道防线。其中，颈椎病症状的严重程度是我们考虑手术的重要因素。

如果出现以下情况，我们需要考虑手术的可能性：

（1）确诊为脊髓型颈椎病，且出现明显的脊髓受压症状，需要尽快手术。常见脊髓受压症状，如下肢无力、站立不稳、行走困难、大小便失禁。

（2）颈椎病对日常生活造成严重影响。例如：由于持续剧烈的颈部疼痛，无法独自进行绝大部分的日常活动（站、坐、走）。

（3）3个月以上正规、系统的保守治疗无效，或虽然有效但颈椎病仍然反复发作，严重影响工作生活。

如果没有出现以上任何一种情况，应该优先考虑至少3个月的保守治疗，如运动康复。

（二）手术分类：传统 VS 微创

颈椎病手术治疗可分为：传统颈椎手术、微创手术。

传统颈椎手术一般包括：颈前路减压固定术、颈后路椎管扩大术。

微创手术一般包括：颈椎经皮切吸术、经皮激光椎间盘汽化减压术、射频热凝靶点消融术、人工椎间盘置换等。

虽然两种手术目的基本是为了治疗颈椎病,消除/减轻症状,但是传统颈椎手术与微创手术有各自的优势和局限性。

传统颈椎手术是一个经过多年测试的技术。它的特点是需要大的开放切口。这也意味着手术视野广阔,所有操作直视可见,风险可控,且可以消除绝大部分压迫刺激神经血管的组织结构,达到减压效果。当然,也正因为切口大,增加了手术中失血与切口感染的风险,同时会破坏较多的肌肉组织,影响后期愈合时间。

微创手术主要以创伤小为特点。由于在微小创口下进行手术,微创手术可以避免破坏大量肌肉组织,手术中出血量也相对较小,痛苦比较轻。后续恢复时间比较短。不过,由于是微小创口下进行手术,它太不适宜在颈椎病变范围较大或病情较复杂的情况下使用。对于颈椎间盘突出的患者,它可能无法彻底切除椎间盘;术后容易出现椎间盘变形等问题。

微创手术与传统开放手术对比,哪一个效果更好呢?

就疗效而言,在颈椎手术上,目前的研究并未发现微创手术能够明显优于传统开放手术,二者在整体功能、颈椎与上肢疼痛的缓解上无明显差异。[35, 36] 如果你最终需要进行颈椎手术,不要抱着所谓"微创手术一定更好,微创等于零风险"的想法,而盲目选择微创。我们需要听取专业医生的建议分析,去选择适合自己的手术方案。

做完手术不是颈椎病康复的结束,往往只是开始。运动康复是颈椎病术后康复的重要一环。虽然手术可以帮助去除导致颈椎症状的不利因素，但是不太可能帮助你直接恢复肌肉力量和关节的活动功能。而术后运动康复能够帮助你重建颈椎的肌肉力量以及关节功能，维持好颈椎的灵活性与稳定性。由于颈椎术后运动康复受手术入口方式与术后恢复情况等因素影响较大，本书不对颈椎术后运动康复进行详细阐述，更建议在主治医生许可后，在康复治疗师的指导下进行。

参考文献

[1] Hoving, J.L., de Vet, H.C., Koes, B.W., van Mameren, H., Devillé, W.L., van der Windt, D.A., Assendelft, W.J., Pool, J.J., Scholten, R.J. and Korthals–de Bos, I.B.J.T.C.j.o.p., 2006. Manual therapy, physical therapy, or continued care by the general practitioner for patients with neck pain: long-term results from a pragmatic randomized clinical trial. 22(4): 370-377.

[2] Hanney, W.J., Kolber, M.J., Schack-Dugre', J., Negrete, R. and Pabian, P.J.A.J.o.L.M., 2010. The influence of education and exercise on neck pain. 4(2): 166-175.

[3] Beltran-Alacreu, H., López-de-Uralde-Villanueva, I., Fernández-Carnero, J. and La Touche, R., 2015. Manual Therapy, Therapeutic Patient Education, and Therapeutic Exercise, an Effective Multimodal Treatment of Nonspecific Chronic Neck Pain: A Randomized Controlled Trial. 94(10S): 887-897.

[4] Yu, H., Côté, P., Southerst, D., Wong, J.J., Varatharajan, S., Shearer, H.M., Gross, D.P., van der Velde, G.M., Carroll, L.J. and Mior, S.A.J.T.S.J., 2016. Does structured patient education improve the recovery and clinical outcomes of patients with neck pain? A systematic

review from the Ontario Protocol for Traffic Injury Management (OPTIMa) Collaboration. 16(12): 1524-1540.

[5] Mercer, S. and Bogduk, N., 1999. The Ligaments and Anulus Fibrosus of Human Adult Cervical Intervertebral Discs. 24(7): 619-626.

[6] Cramer, G.D. and Darby, S.A., 2017. Clinical Anatomy of the Spine, Spinal Cord, and ANS-E-Book. Elsevier Health Sciences.

[7] 杨子明, 李放, 陈华江. 颈椎病的分型、诊断及非手术治疗专家共识 [J]. 中华外科杂志, 2018, 56(6): 401-402.

[8] Rao, R.J.J., 2002. Neck pain, cervical radiculopathy, and cervical myelopathy: pathophysiology, natural history, and clinical evaluation. 84(10): 1872-1881.

[9] Rao, R.D., Currier, B.L., Albert, T.J., Bono, C.M., Marawar, S.V., Poelstra, K.A. and Eck, J.C., 2007. Degenerative Cervical Spondylosis: Clinical Syndromes, Pathogenesis, and Management. 89(6): 1360-1378.

[10] Netter, F.H.J.N.C.-G., 1989. Atlas of Human Anatomy. Summit.

[11] Yoo, K. and Origitano, T.C.J.J.o.n., 1998. Familial cervical spondylosis: case report. 89(1): 139-141.

[12] 伍少玲, 马超, 伍时玲, 燕铁斌. 颈椎功能障碍指数量表的效度与信度研究 [J]. 中国康复医学杂志, 2008, 23(007): 625-628.

[13] Key, J.A.J.S., 1945. The conservative and operative treatment of lesions of the intervertebral discs in the low back. 17(2): 291-303.

[14] Krieger, A.J. and Maniker, A.H.J.S.n., 1992. MRI-documented regression of a herniated cervical nucleus pulposus: a case report. 37(6): 457-459.

[15] Mochida, K., Komori, H., Okawa, A., Muneta, T., Haro, H. and Shinomiya, K.J.S., 1998. Regression of cervical disc herniation observed on magnetic resonance images. 23(9): 990-995.

[16] Cvetanovich, G.L., Hsu, A.R., Frank, R.M., An, H.S. and Andersson, G.B.J.A.J.O., 2014. Spontaneous resorption of a large cervical herniated nucleus pulposus. 43(7): E140-5.

[17] Rahimizadeh, A., Hassani, V., Asgari, N. and Hamidifard, M., 2018. Spontaneous Regression of the Sequestrated Cervical Discs: A Prospective Study of 70 Cases.

[18] Kawchuk, G.N., Fryer, J., Jaremko, J.L., Zeng, H., Rowe, L. and Thompson, R.J.P.o., 2015. Real-time visualization of joint cavitation. 10(4): e0119470.

[19] McAviney, J., Schulz, D., Bock, R., Harrison, D.E. and Holland, B., 2005. Determining the Relationship Between Cervical Lordosis and Neck Complaints. Journal of Manipulative and Physiological Therapeutics, 28(3): 187-193.

[20] Grob, D., Frauenfelder, H. and Mannion, A.F., 2007. The association between cervical spine curvature and neck pain. European spine journal: official publication of the European Spine Society, the European Spinal Deformity Society, and the European Section of the Cervical Spine Research Society, 16(5): 669-678.

[21] Matsumoto, M., Chiba, K., Ishikawa, M., Maruiwa, H., Fujimura, Y. and Toyama, Y.J.S., 2001. Relationships between outcomes of conservative treatment and magnetic resonance imaging findings in patients with mild cervical myelopathy caused by soft disc herniations. 26(14): 1592-1598.

[22] Bervoets, D.C., Luijsterburg, P.A., Alessie, J.J., Buijs, M.J. and Verhagen, A.P.J.J.o.p., 2015. Massage therapy has short-term benefits for people with common musculoskeletal disorders compared to no treatment: a systematic review. 61(3): 106-116.

[23] Kong, L.J., Zhan, H.S., Cheng, Y.W., Yuan, W.A., Chen, B., Fang, M.J.E.-B.C. and Medicine, A., 2013. Massage therapy for neck and shoulder pain: a systematic review and meta-analysis. 2013.

[24] Harrison, D.E., Cailliet, R., Harrison, D.D., Janik, T.J., Holland, B.J.A.o.p.m. and rehabilitation, 2002. A new 3-point bending traction method for restoring cervical lordosis and cervical manipulation: a nonrandomized clinical controlled trial. 83(4): 447-453.

[25] Fortner, M.O., Oakley, P.A. and Harrison, D.E.J.J.o.p.t.s., 2018. Cervical extension traction as part of a multimodal rehabilitation program relieves whiplash-associated disorders in a patient having failed previous chiropractic treatment: a CBP® case report. 30(2): 266-270.

[26] Fortner, M.O., Oakley, P.A. and Harrison, D.E.J.J.o.p.t.s., 2018. Non-surgical improvement of cervical lordosis is possible in advanced spinal osteoarthritis: a CBP® case report. 30(1): 108-112.

[27] Wickstrom, B.M., Oakley, P.A. and Harrison, D.E.J.J.o.p.t.s., 2017. Non-surgical relief of cervical radiculopathy through reduction of forward head posture and restoration of cervical lordosis: a case report. 29(8): 1472-1474.

[28] Yang, J.-D., Tam, K.-W., Huang, T.-W., Huang, S.-W., Liou, T.-H. and Chen, H.-C.J.S., 2017. Intermittent cervical traction for treating neck pain: a meta-analysis of randomized controlled trials. 42(13): 959-965.

[29] Smith, L.A., Oldman, A.D., McQuay, H.J. and Moore, R.A.J.P., 2000. Teasing apart quality and validity in systematic reviews: an example from acupuncture trials in chronic neck and back pain. 86(1-2): 119-132.

[30] Muzin, S., Isaac, Z., Walker, J., Abd, O.E. and Baima, J., 2008. When should a cervical collar be used to treat neck pain? Current reviews in musculoskeletal medicine, 1(2): 114-119.

[31] Knight, J., 2019. Effects of bedrest 5: the muscles, joints and mobility.

[32] GonzáLez-Iglesias, J., Fernández-de-Las-Peñas, C., Cleland, J., Huijbregts, P., Gutiérrez-Vega, M.D.R.J.J.o.o. and therapy, s.p., 2009. Short-term effects of cervical kinesio taping on pain and cervical range of motion in patients with acute whiplash injury: a randomized clinical trial. 39(7): 515-521.

[33] Saavedra-Hernández, M., Castro-Sánchez, A.M., Arroyo-Morales, M., Cleland, J.A., Lara-Palomo, I.C., Fernandez-De-Las-Penas, C.J.j.o.o. and therapy, s.p., 2012. Short-term effects of kinesio taping versus cervical thrust manipulation in patients with mechanical neck pain: a randomized clinical trial. 42(8): 724-730.

[34] 中华外科杂志编辑部 . 颈椎病的手术治疗及围手术期管理专家共识 [J]. 中华外科杂志，2018, 56(12): 881-884.

[35] Evaniew, N., Khan, M., Drew, B., Kwok, D., Bhandari, M. and Ghert,

M.J.C.o., 2014. Minimally invasive versus open surgery for cervical and lumbar discectomy: a systematic review and meta-analysis. 2(4): E295.

[36] McClelland, S. and Goldstein, J.A.J.T.S.J., 2016. Minimally Invasive versus Open Spine Surgery: What Does the Best Evidence Tell Us? , 16(10): S362-S363.

第二章

运动康复：消"痛"宝典，安全有效缓解颈椎症状

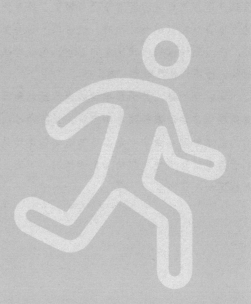

早在 2007 年，美国运动医学院与美国医学协会曾发起 "Exercise is Medicine"（运动即良医）倡议。在很多情况下，运动不失为一种安全可靠的康复方法，既能缓解疾病症状，又能预防疾病出现。以颈椎病为例，科学的运动，一方面有利于强化颈椎深层肌肉，减轻颈椎椎间盘、神经等组织的压力，增加颈椎稳定性，帮助缓解颈椎症状；另一方面有利于提高颈椎活动范围，增加颈椎灵活性。对于没有颈椎疾病的朋友，适量运动也能起到预防颈椎僵硬、疼痛、易疲劳等常见症状。

此外，运动还有一个很好的特点。当你正确了解一些颈椎康复知识，清楚并掌握颈椎运动基本原理与做法，经专业医务人员指导后，多数是可以自行在家进行运动的。这可以节省去医院路上耗费的时间与金钱。在遇到颈椎病症状复发的时候，也能尝试通过一些运动方法缓解症状，而不只是忍耐着"熬"过去。

要注意的是，关于颈椎病的康复运动种类有很多，如果你决定或者想要依靠运动减轻颈椎病症状、预防颈椎病，需要了解清楚颈椎运动的基本原理与做法，尤其要知道哪些运动是不合适自己的。这样有利于避免运动康复中症状加重的情况。下面，这本书将系统介绍颈椎病的运动康复内容。

第一节　什么是运动康复？

运动康复是物理治疗的重要组成部分。通过制定执行科学的运动方案，健康的人可改善身体功能预防疾病出现，病患可修复损伤返回正常的工作生活的方法。运动康复也属于一种运动，但与我们常说的跑步、游泳等体育运动是不一样的。具体有什么不一样？请看下面的内容。

一、运动康复与体育运动的区别

运动康复也是运动，但与普通运动具体有什么不一样呢？

（一）针对人群不同

像跑步、游泳等体育运动，更适合无颈椎病等疾病的健康人群。如果患有严重的颈椎病，这些体育运动存在加重颈椎病症状的风险。而运动康复既适合想要提升健康水平的无疾病人群，也适合需要改善活动功能障碍与缓解疾病疼痛的病患。

（二）主要目的不同

参与体育运动的目的，主要是增强身体素质，愉悦身心，塑造体形（如马甲线、腹肌、蜜桃臀）。另外，还有部分人参与体育运动是希望通过各种比赛取得名次，获得荣誉。

而运动康复主要是与疾病打交道。

对于病患，运动康复的目的是尽可能减少疾病症状，减少工作生活造成的影响。例如：运动康复可以帮助颈椎病患者消除疼痛、麻木症状，并恢复正常的工作和生活。

对于无疾病的人群，运动康复主要是为了提高健康水平，预防疾病出现。例如：运动康复可以帮助无疾病的伏案工作人群较好地预防颈椎病出现。

但这并不意味着我们只能在运动康复与体育运动中二选一。在一些情况下，我们是可以两个同时进行的。例如：对于患颈椎病的朋友，通过运动康复缓解了症状，身体功能基本恢复到患病前的水平，就可以在下一步的运动康复中针对自己的体育爱好加入体育运动的相关内容，如跑步、打羽毛球等。对于没有疾病的健康人群，如果常常需要在电脑前工作，需要颈椎长期保持一个姿势，也可以在长时间低头工作后通过适当的颈椎运动缓解颈椎疲劳，降低颈椎病患病风险。

二、运动康复在治疗颈椎病上有何作用？

从本书的基础知识章节里，我们了解到颈椎病是指颈椎椎间盘退行性改变及其继发的相邻结构病理改变累及周围组织结构（神经、血管等）并出现与影像学改变相应的临床表现的疾病[1]。

换言之，颈椎病症状的出现，与颈椎结构改变（特别是颈椎椎间盘退行性改变）压迫相邻的神经、血管等组织有关。如果要缓解症状，主要从如何减轻压迫与促进受压组织的恢复着手。其中运动康复可以从以下四个方面发挥作用。

（一）运动能够改善椎间盘突出对神经的压迫，有效缓解症状

无论是颈椎间盘还是腰椎间盘，它们的髓核大部分由水分组成，能够随负重而移动。即是说，椎间盘的髓核突出物质，在压力的变化下能够前后移动。如果你的椎间盘轻度向后突出，当你抬头时，椎间盘后侧会积累比较多的压力。这样会促使髓核突出物质向前移动，减少对神经的刺激，缓解颈椎病症状。也就是说，适当运动能够改变椎间盘的受力，减少髓核突出物质对神经的压迫程度，缓解颈椎病症状。

（二）运动能够强化肌肉减轻受压组织的负担，促进其修复

缺乏运动是导致颈椎病出现的常见原因之一。强壮的颈椎肌肉，能更好地吸收头部的压力，支撑好颈椎骨骼，减轻受压组织的负担，为其自我修复创造良好的环境。比如，在颈椎运动时，有利于保持颈椎的稳定性，避免过度运动进一步造成受压组织的磨损，在保持单一姿势非颈椎运动时，有利于帮助分担部分头部压力，减轻颈椎其他结构的压力。像是颈椎间盘突出的颈椎病患者，运动还有利于刺激椎间盘内生长因子的产生，促进椎间盘自我修复。

（三）运动能够增加整体血液循环，帮助获取更多营养物质，促进其修复

充足的营养物质是组织修复的重要条件。特别是对于椎间盘这样的无血管组织来说，它很难直接通过血液获取营养物质，而是主要通过血管扩散作用获取营养物质。运动能够通过加速

血液循环，给椎间盘带来更多的营养物质，加速康复过程。同时，运动可以改变椎间盘的压力，让椎间盘吸收与排出水分。这个过程可以完成营养物质的扩散吸收与椎间盘代谢废物的排放，有利于保持椎间盘的健康。当然，这个过程中也会为神经等组织带来更多营养物质。

（四）运动能够强化邻近组织以分担压力，逐步改善症状

有时，运动能够直接对颈椎周围组织产生影响。例如：运动能够增加韧带与肌腱的强度，避免因韧带松弛导致颈椎稳定性下降的情况；运动也能够给予骨骼一定的刺激，避免骨质流失过快造成的骨折等情况。这些有助于强化颈椎各个结构，分担受压组织的压力逐步改善症状，也有利于延缓颈椎退行性改变产生的影响。

额外补充一点，长时间的运动还有利于刺激内啡肽的释放。内啡肽被称为身体的天然止痛药，有助于帮助缓解疼痛。2011年的研究表明，内啡肽的释放发生在运动 30 分钟后[2]。其中，中等强度运动①与集体运动时释放内啡肽的效果会更佳。也就是说，大家一起出去散步、慢跑的效果会更佳。这同时也说明在一定情况下，运动康复与普通体育运动（如打羽毛球、跑步）并不冲突。

接下来，我们一起了解具体有哪些颈椎康复运动。相关颈椎研究发现，在颈椎病患者中，肌肉的力量和耐力、颈椎灵活性、

---

① 中等强度运动：可理解为运动过程能够说一两个词语，但伴有一点喘不过气的感觉，可能会出一点汗的程度。

头部姿势①和颈椎本体感觉均受到影响，可能会存在心理状态异常的问题（如焦虑、抑郁、运动恐惧症②、疼痛灾难化③）。[3]后面第二节到第六节的大部分运动内容将会从以上方面提供一些帮助。

第二节　改变呼吸方式，减轻颈肩肌肉压力

或许会有人问，明明是颈椎的问题，怎么跟呼吸方式联系起来？

这主要是因为人一天大约需要呼吸 20 000 到 25 000 次，颈肩部分肌肉会参与我们的呼吸过程。如果呼吸模式不够高效，容易增加颈肩肌肉的负担。毕竟，这些辅助呼吸的肩颈肌肉除了需要参与呼吸，还需要帮助维持姿势。好比一个人打了两份工。长此以往，颈肩肌肉会更容易出现疲劳，更容易出现颈肩疼痛。

换一个角度来说，有时慢性颈椎疼痛也有可能反过来影响到呼吸。据一份研究报告，慢性颈椎疼痛患者伴有呼吸肌（参与呼吸运动的颈肩肌肉）力量减弱的情况。[3] 这意味着呼吸模式与慢性颈椎疼痛可能相互影响。在慢性颈椎疼痛的治疗上，有必要考虑改变呼吸方式，采取高效的呼吸方式。

---

① 头部姿势：可理解为可能会出现头前倾等不良姿势。
② 运动恐惧症：可理解为由于担心颈椎病症状加重，对运动感到恐惧害怕，不敢或拒绝运动。
③ 疼痛灾难化：可理解为把实际存在的疼痛或潜在疼痛过度放大的心理状态。打个比方，明明只是轻微的疼痛，但是自己由于精神压力大等原因觉得是剧烈的疼痛感。

那么颈椎病患者在缓解慢性颈椎疼痛上，该如何高效地呼吸呢？请看下面的内容介绍。

一、哪种呼吸方式更适合颈椎病患者？

在说怎么高效呼吸前，我们先来了解清楚人体呼吸的原理。这有助于我们更好地理解和掌握高效呼吸方式。

根据物理原理，空气会从压强高的区域移动到压强低的区域。人体呼吸气体，主要是依靠增加胸腔空间和容量，形成身体内外的压力差，完成身体内外的空气交流。也就是说，压力差会使得空气被吸入或呼出，完成呼吸。

人体的呼吸方法，即增加胸腔的空间和容量的方法，通常分为两种：胸式呼吸与腹式呼吸。

胸式呼吸，又称浅呼吸，指主要依靠肋间肌肉上举肋骨扩大胸廓，形成身体内外压力差，将空气吸入肺部，如图2-1所示。因而，使用此呼吸者，在呼吸过程中，主要感觉到胸部有起伏，而非腹部，如图2-2所示。由于胸式呼吸的空气通常只是在肺部上1/3处进出，呼吸较浅，也被称为浅呼吸。

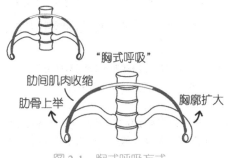

图 2-1　胸式呼吸方式

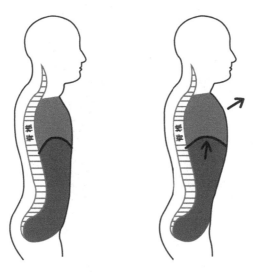

图 2-2 胸式呼吸起伏位置

腹式呼吸，指主要通过膈肌（横膈膜）下压使胸腔扩大，形成身体内外压力差，将空气吸入肺部，如图 2-3 所示。因而，使用此呼吸者，主要感觉到腹部有起伏，而非胸部，如图 2-4 所示。由于通过膈肌下压吸入空气，空气能够进入肺部的位置更深，使得能够吸入的空气量也较胸式呼吸更多，但是需要的时间比胸式呼吸要长。

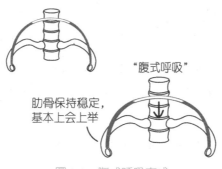

图 2-3　腹式呼吸方式

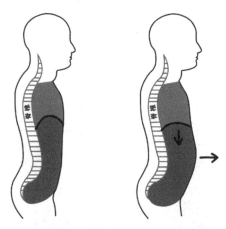

图 2-4　腹式呼吸起伏位置

哪种呼吸方式更适合颈椎病患者呢？是浅而快的胸式呼吸，还是深而慢的腹式呼吸？

相信大家都发现了，胸式呼吸需要肋间肌肉上举扩大胸廓，会用到更多的颈肩肌肉参与，像是胸锁乳突肌、斜角肌与斜方肌等。我们可以试着感受一下，在快速呼吸（跑步喘气）的时候，是不是颈肩的部分肌肉会跟着快速收缩，肩膀会快速上抬？

所以，答案是腹式呼吸。

腹式呼吸对颈肩呼吸肌的需求较小，主要依靠膈肌下压吸入空气，且单次吸入空气量会更多，也可以让空气到达肺部更深的位置——肺下部，这使你的身体通过呼吸能更高效地产生输送能量。这是一种高效的呼吸方式。

此外，腹式呼吸还有一个特点，它能够刺激神经系统的副交感神经部分，帮助降低身体的压力水平。换言之，它能帮助我们放松下来，缓解焦虑、抑郁等心理。这对一些因长期颈椎疼痛引起焦虑、抑郁的颈椎病患者是有好处的。

注意，这不意味着一定要舍弃胸式呼吸！

正因为胸式呼吸具有呼吸较浅、能够快速换气、方法相对简单的特点，在剧烈运动或是急重病患者需要大量空气在短时间内进出时，通常会变成胸式呼吸。要记住，有时候你的身体更能准确知道在什么情况下选择什么样的呼吸方式。我们现在想要做的是学习在日常活动（如久坐工作）中使用腹式呼吸，而不是在任何情况下杜绝胸式呼吸。

我是哪种呼吸方式？

不知道你习惯腹式呼吸还是胸式呼吸？如图 2-5 所示，可以用这个方法检查一下。

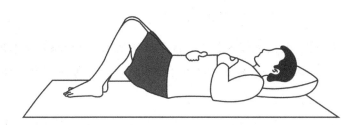

图 2-5　呼吸方式辨别

平躺在床上或瑜伽垫上，一手放在腹部一手放在胸部，以平时自己习惯的呼吸方式自然呼吸。呼吸期间，要注意：如果腹部上下起伏，那就说明你正在使用腹式呼吸；如果腹部基本不动，反而是胸部上下起伏，那说明你过于依赖胸式呼吸了。

二、如何高效呼吸，减轻颈肩肌肉负担？

如果你是腹式呼吸者，那你就可以直接开始下一步，把腹式呼吸应用在日常生活中。

如果你是胸式呼吸者，那你需要先学习腹式呼吸。图 2-6 展示了腹式呼吸的初步训练方法。

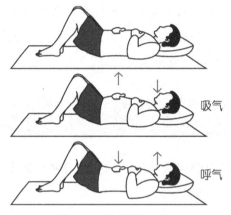

图 2-6　腹式呼吸方法

- 练习腹式呼吸时，你应该平躺在地上，放松颈部与肩膀，一手放在上胸部（锁骨下方），一手放在上腹部（肚脐上方）的位置。

- 用鼻子慢慢吸气，想象空气从鼻子移动，此时感觉在上腹部的手会慢慢上升，但胸前的手是相对静止的。注意，不要强迫收缩起整个腹部肌肉刻意让肚子往外鼓起，偏下方的腹部肌肉相对上腹部来说也是起伏较小的。

- 保持上胸部和肩膀不动，用鼻子吸气。

- 用嘴巴呼气，呼气的时候身体会自然而然地放松下来，此时腹部也会自然收缩下沉，而非刻意把肚子收得紧紧的。

如果你已经学会了怎么练习腹式呼吸，那么下一步就是培养腹式呼吸的习惯。

第一步：尝试每天 3~4 次，每次 5~10 分钟的腹式呼吸，把腹式呼吸练熟一些。

第二步：试着在站立、久坐时使用腹式呼吸，养成腹式呼吸的习惯。

第三步：在强度稍大的运动中，应用腹式呼吸，例如：步行、上下楼梯、平板支撑或慢跑。

一些喜欢慢跑的朋友还会练习呼吸节奏以保持稳定呼吸，如使用腹式呼吸时每三步吸气一次，每两步呼气一次。如果你不习惯在慢跑过程中使用腹式呼吸，可以试着先躺在瑜伽垫上或床上做模拟练习。

- 仰卧，躺在瑜伽垫上或床上，屈膝呈 90 度，双脚平放在地面上。
- 一手在上胸部，一手在上腹部，确保你正在做腹式呼吸；
- 注意用鼻子吸气，嘴巴呼气。
- 吸气时，在心里默念"吸—2—3"，当数到 3 后转为呼气；然后继续在心里默数"呼—2"，当数到 2 后转为吸气。比如："吸—2—3"、"呼—2"、"吸—2—3"、"呼—2"，以此类推。
- 注意，并不是在数到 3 的时候才开始呼吸，而是在数到 3 的期间持续吸气，并在第二次数到 2 时持续呼气。
- 一旦开始适应吸气、呼气的模式，你就可以试着在慢跑时使用腹式呼吸，并在此之间以 3 ：2 的节奏呼吸。
- 补充一下：如果是想睡前腹式呼吸达到放松自己的效果，

可以改成舌顶上腭，嘴巴微张，尽量让呼气时间比吸气时间长一点，如吸气数到 3，呼气数到 5。

为什么我老是改不成腹式呼吸？

如果你已经学会腹式呼吸的技巧，但日常活动中稍不注意就变成胸式呼吸，那么你需要看看是不是有以下问题。

1. 姿势不当

呼吸与姿势也有关系。当你老是头部前倾、驼背时，颈肩肌肉会变得紧张，身体会倾向于胸式呼吸多一些。这样下来，我们会很难放松颈肩肌肉，转变为腹式呼吸。

建议：纠正不良姿势，特别是头部前倾、驼背的姿势。关于正确的坐站姿等姿势，本书会在第三章生活行为的内容说明。

2. 着装过紧

裤子太紧，或者裙子腰围过窄等，会限制腹部的活动空间，腹式呼吸时难以把膈肌下沉吸进空气。

建议：选择合适的尺码，不要把腹部勒得太紧。

3. 习惯保持腹部收紧

部分女性朋友为了收小肚腩，看起来更苗条些，容易养成收紧腹部的习惯。如果本身腹部收得很紧，不太愿意放松腹部，会很难开始腹式呼吸。

建议：不要刻意收腹过多，学会放松腹部。

4. 习惯胸式呼吸

当胸式呼吸成为一种习惯，要改变这种习惯是有一定难度的。

建议：在日常生活中设置一些提醒器。例如：设定闹钟提醒自己腹式呼吸，把经常需要进行的活动当成一种提醒，像是需要经常打电话、收发邮件等情况，可以把它们与腹式呼吸联系起来。一旦开始打电话，就提醒自己要腹式呼吸。

第三节　增加柔韧性：肌肉拉伸运动

说到肌肉拉伸运动，这应该是大家相对熟悉的运动类型了。像是平常用电脑、玩手机时间长了，我们会不自觉地抬头望向天花板，或者向一侧侧弯颈椎保持一段时间（约 5~30 秒）。以此来增加柔韧性，舒缓颈肩的僵硬、疲劳感。这里面会涉及一些简单的肌肉拉伸运动。但是，我们发现这些运动效果不持久，颈肩很快会再次出现僵硬、疲劳感，产生"肌肉拉伸运动用处似乎不大"的感觉。

事实上，这有可能是因为我们没有准确地拉伸到僵硬紧张的肌肉，或者拉伸的幅度范围不够大，无法让它们真正放松下来。为此，深入地了解掌握肌肉拉伸运动是十分有必要的。接下来，我们一步一步了解为什么需要训练柔韧性，如何掌握肌肉拉伸运动。

一、为什么需要训练柔韧性？

柔韧性，是指一个特定的关节、多关节或一组肌肉群的活动范围。多数情况下，颈椎病的出现，与长期维持单一姿势或不良姿势有一定联系，如长期低头玩手机、长期保持一个姿势使用电脑。而当我们长期维持单一姿势，减少颈椎的活动时，颈肩区域的柔韧性会逐渐下降。另外，不少颈椎病患者，还会由于颈肩疼痛或者害怕运动加重症状，不敢进行颈肩活动，导致颈肩的柔韧性进一步下降。

当颈肩区域的柔韧性下降，容易出现以下三种变化。

（一）易出现不良体态

当颈肩柔韧性下降时，颈肩肌肉可能无法长期处于最佳的长度，会变得紧绷或出现肌肉缩短。如果再加上肌肉力量的下降，长此以往，有可能出现肌肉间的不平衡，影响到骨骼的排列，出现不良体态。它们之间的关系如图 2-7 所示。另外，有一项研究指出，肌肉张力①、力量和柔韧性会对姿势体态造成影响。[4]

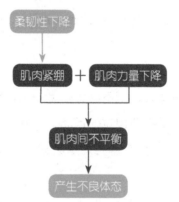

图 2-7　柔韧性下降与不良体态关系图

以头前倾不良体态为例，在头前倾体态中，往往有一部分

---

① 肌肉张力：是指肌肉在静止松弛状态下的紧张度，是维持身体各种姿势与正常运动的基础。

颈肩肌肉缩短与一部分颈肩肌肉弱化，如图2-8所示。其中，缩短的肌肉主要会是颈后伸肌群（如枕下肌群）、上斜方肌、胸锁乳突肌和肩胛提肌，弱化的肌肉主要会是颈深屈肌群、菱形肌、小圆肌等。

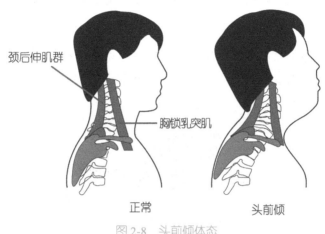

颈后伸肌群

胸锁乳突肌

正常　　　　　头前倾

图 2-8　头前倾体态

　　显而易见，若要改善头前倾不良体态，其中一个重点会是伸展其中缩短的肌肉以增加柔韧性。一项研究在 130 名 15~17 岁具有头前倾、圆肩体态中学生进行随机对照试验[5]。该试验把 130 名中学生分为运动组与对照组，进行为期 16 周运动训练计划，要求运动组每周进行两次练习（包括柔韧性训练），在每节体育课的最后 15~20 分钟进行，而对照组则仅进行普通的体育课程，结果发现运动组的头前倾、圆肩体态有所改善[5]。这说明正常的柔韧性对头前倾姿势的改善是有支持作用的。关于头前倾的系统改善方法将放到本章第八节说明。

（二）易加重神经受压症状

柔韧性不足会对神经造成刺激。长期柔韧性不足，意味着肌肉会变得十分僵硬。肌肉本身不是孤立的组织，它的附近会有神经组织，如图2-9（A）所示。肌肉处于放松状态，附近的神经组织就不会受到太多的压力，如图2-9（B）所示。肌肉处于收缩状态时，会开始对神经施加压力，如图2-9（C）所示。一旦当肌肉变得僵硬，无法处于放松状态，会变成对神经持续性施加压力。

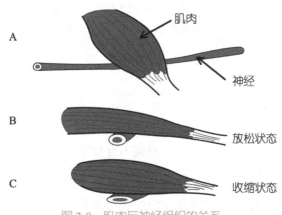

图2-9　肌肉与神经组织的关系

当神经受到持续性压力时，会对神经造成损伤，表现出麻木、疼痛、无力等症状。如果你本身是神经根型颈椎病，柔韧性不足可能加重自身的神经受压症状。也就是说，你现在的肩部疼痛、手部疼痛麻木的症状还有可能与柔韧性不足有关。如果你只注重强化肌肉，忽略柔韧性的增加，很有可能会出现"运动康复无效"的情况。

（三）易影响肌肉力量发挥

柔韧性不足也会影响到肌肉力量的发挥。肌肉通过收缩的形式发力进行运动。当柔韧性不足时，让肌肉过度缩短，没有处于最佳长度的状态。此时，肌肉能够收缩的长度会变小，产生的力量也会变小。同时由于不能充分发挥肌肉力量，这也会增加颈椎其他部位（如椎间盘、韧带等）的负荷。

相反，柔韧性过大也未必是一件好事。过多的柔韧性，容易让关节活动范围过大，这会降低颈椎的稳定性，实际上也需要消耗更多的能量来保持关节的稳定，以免颈椎过度活动造成磨损，这也会让用于肌肉收缩的能量减少，影响肌肉力量发挥。

由上可见，我们需要有最佳的柔韧性水平。然而，由于每个人的差异性，关于如何确定最佳柔韧性水平是没有统一标准的。但是我们可以通过一些简单的测试判断自己的柔韧性是否不足或过多。

二、怎么测试自己的柔韧性？

由于部分颈椎肌肉是从颈椎延伸到肩背部，且颈椎柔韧性不好的朋友可能同时伴有胸椎柔韧性下降，柔韧性测试的内容将会加入部分胸椎、肩部的测试。

注意：如果具有大小便失禁、会随颈椎活动而晕倒在地等危险情况，应经主治医生许可，在专业医务人员指导下进行测试。

（一）颈椎柔韧性测试

上颈椎[1] 屈曲测试

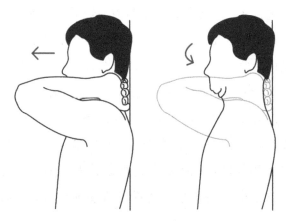

图 2-10 上颈椎屈曲测试

测试方法：

- 站立位，嘴巴合拢，目视正前方，头与肩背部贴近墙壁。

- 双手交叉叠放在颈椎后面，尽量固定下颈椎，让上颈椎做"点头"动作。

- 此时，主要是上颈椎活动，双手不会感觉到下颈椎活动。

测试结果：

正常情况下，上颈椎向前点头的活动范围是 5 度，且不会伴随疼痛。如果无法做到"点头"，或是感觉颈后侧（靠近后脑勺的位置）肌肉较为紧张僵硬，说明上颈椎屈曲柔韧性不足，可能存在颈后伸肌群，特别是枕下肌群柔韧性不足的情况。

---

[1] 上颈椎与下颈椎划分：颈椎有 7 节，由于靠近头部的颈椎与靠近胸椎的颈椎在形态与活动范围上具有不同的特点，常常把第一、第二颈椎合称为上颈椎，第三到第七颈椎合称为下颈椎。

下颈椎屈曲测试

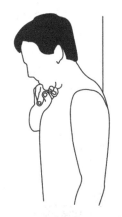

图 2-11　下颈椎屈曲测试

测试方法：

- 站立位，嘴巴合拢，目视正前方，头与肩背部贴近墙壁。
- 做"低头"动作，让下巴靠近前胸部。
- 注意：部分柔韧性不足的朋友，可能会加上弯腰的形式完成此动作。为了避免误差，做此动作时，需要保持腰部不动。

测试结果：

通常情况下，嘴巴合拢时，下巴能够碰到前胸部或者距离前胸间距在 2 个手指宽度以内。如果下巴距离前胸超出 2 个手指宽度的间距，说明下颈椎屈曲柔韧性不足，可能存在颈后伸肌群（如头最长肌、头半棘肌和头夹肌）柔韧性不足的情况。

如果低头时，是下巴带动颈椎屈曲（如先伸出下巴再低头）而不是从鼻子开始带动颈椎屈曲，可能存在颈深屈肌群无力的情况。

想要得到一个较为准确的数值的话，也可以使用量角器测量度数。如在正常站立位与低头同一角度拍摄两张侧面的照片。然后分别在侧面耳朵上画一垂线，计算正常站立位与最大幅度低头时两垂线的夹角（见图2-12），通常为45度。若低于45度，可能下颈椎屈曲柔韧性不足。

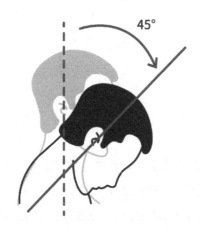

图 2-12　颈椎屈曲角度测量

颈椎后伸测试

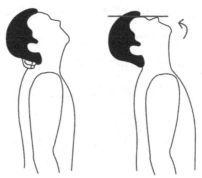

图 2-13　颈椎后伸测试

测试方法：

- 站立位，面对墙壁，嘴巴合拢，让鼻子触碰到墙壁。
- 把一侧手指放在枕骨下方，沿着墙壁抬起下巴看向天花板，而不是直接让颈椎向后倒。
- 注意：部分柔韧性不足的朋友，可能会加上背部后仰或屈膝完成此动作。为了避免误差，做此动作时，需要保持背部不动，膝盖伸直。若伴有颈椎滑脱，可跳过该测试。

测试结果：

通常，前额与鼻子的平面是几乎与天花板平行或者枕骨下方到第七颈椎存在 1~2 个手指宽度的空间。如果颈后剩余空间远远超过 1~2 个手指宽度，说明颈椎后伸柔韧性不足，可能存在颈屈肌群柔韧性不足的问题。

也可通过测量正常站立位与最大幅度后仰时耳朵垂线夹角获取后伸度数（见图 2-14），通常为 45 度。若低于 45 度，可能下颈椎屈曲柔韧性不足。

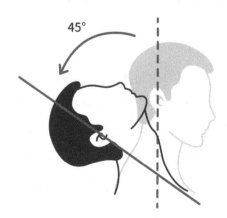

图 2-14　颈椎后伸角度测量

颈椎侧弯测试

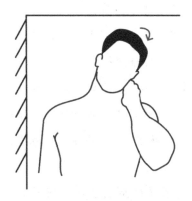

图 2-15　颈椎侧弯测试

测试方法：

- 站立位，嘴巴合拢，目视正前方，头与肩背贴近墙壁。
- 保持背部不动贴着墙壁，做"耳朵向肩膀靠近"动作。
- 把一侧手臂放在颈部侧面，位于肩部与侧脸之间。
- 注意：部分柔韧性不足的朋友，可能会上抬一侧肩膀完成此动作。为了避免误差，做此动作时，需要保持肩膀不动。

测试结果：

通常，侧弯一侧肩部与侧脸之间具有 3~4 个手指宽度。[6] 若多于 4 个手指宽度，或做"耳朵向肩膀靠近"动作感到侧面肌肉紧绷，甚至出现肩膀主动上抬靠近耳朵的情况，颈椎侧弯柔韧性可能不足，可能存在上斜方肌等肌肉柔韧性不足的问题。

也可在正面鼻子画一垂线，计算侧弯最大幅度时二者夹角度数（见图 2-16），通常为 45 度。若低于 45 度，可能下颈椎屈曲柔韧性不足。

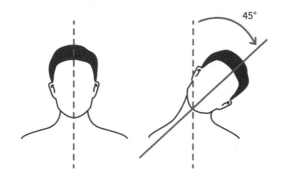

图 2-16　颈椎侧弯角度测量

颈椎旋转测试

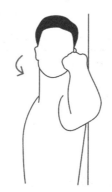

图 2-17　颈椎旋转测试

测试方法：

- 站立位，嘴巴合拢，目视正前方，头和肩背贴近墙壁。

- 头部往一侧旋转，把手放在颧骨与墙壁之间。

- 注意：部分柔韧性不足的朋友，可能会旋转躯干完成此
  动作。为了避免误差，做此动作时，需要保持背部不动。

测试结果：

通常，下巴不一定要达到和肩膀同一平面的位置，颧骨与

墙壁之间可以有2~3个手指宽度的空间[6]。若多于3个手指宽度，说明颈椎旋转柔韧性可能不足，可能存在胸锁乳突肌、上斜方肌等肌肉紧绷的问题。

也可俯视角度，在头顶正中画一中线，相交于两侧肩膀偏外侧最高点连线，计算旋转最大幅度时头顶正中线的角度（见图2-18），通常为80度。若低于80度，说明颈椎旋转柔韧性可能不足。

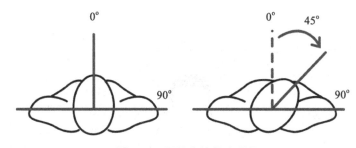

图 2-18　颈椎旋转角度测量

（二）胸椎柔韧性测试

测量单个胸椎活动度是比较困难的。通常情况下，我们会使用卷尺测量来推算整体是否处于正常范围，是否具有正常的柔韧性。

在此之前，先来了解测量时需要用到的标志点。

C7棘突（第7颈椎棘突）：低头时，颈椎正中线上最突出的位置，如图2-19所示。很多人会把C7棘突与T1棘突（第一胸椎棘突）的位置搞混，其中能够随着摇头而左右摇动的为C7棘突，几乎不动的为T1棘突。

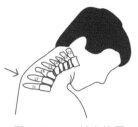

图 2-19　C7 棘突位置

T2 棘突（第 2 胸椎棘突）： T1 棘突下一个凸起为 T2 棘突，或者从侧面看，约为与胸骨上切迹（在人体正中线上的喉咙底部的凹陷处）平行的位置。

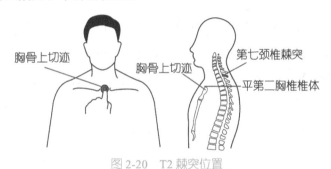

图 2-20　T2 棘突位置

T12 棘突（第 12 胸椎棘突）： 从背面腰椎一侧往上滑动手指，触及的最短肋骨根部的位置。

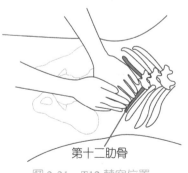

图 2-21　T12 棘突位置

胸椎屈曲测试

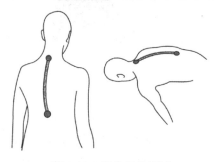

图 2-22 胸椎屈曲测试

测试方法：

■ 测试者标记被测试者 T2 棘突与 T12 棘突的位置；

■ 测量正常站立位从 T2 棘突到 T12 棘突的脊柱长度；

■ 然后让被测试者向前弯，再测量一次长度。

测试结果：

正常情况下，长度差异在 2.7 厘米以内。

胸椎后伸测试

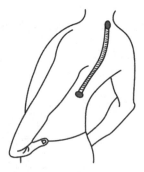

图 2-23 胸椎后伸测试

测试方法：

■ 测试者标记被测试者 C7 棘突与 T12 棘突的位置；

- 测量正常站立位从 C7 棘突到 T12 棘突的脊柱长度；
- 然后让被测试者向后仰，再测量一次长度。

测试结果：

正常情况下，长度差异在 2.5 厘米以内。

胸部肌肉简单柔韧性测试

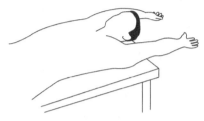

图 2-24　胸部肌肉简单柔韧性测试

测试方法：

- 仰卧位，双手放于身体两侧，掌心朝下；
- 然后，让双手慢慢上举，往头部方向伸出去。

测试结果：

正常情况下，做此动作，双手手臂可以平放在床面上。如果手臂无法平放在床面，或肩胛骨无法平贴在床面上，可能是胸大肌、胸小肌或背阔肌柔韧性不足。

（三）肩部柔韧性测试

以下测试常用来检测肩部功能活动情况，俗称抓痒测试（apley's scratch test），会涉及肩部多个动作。

测试方法：

- 站立位，一手伸直上举过头顶，然后屈肘把手掌放到后颈处，手指对着地面；

- 另一手向后伸直，然后屈肘把手背放到后背上；
- 尽可能让两手相互靠近，测量两手间的距离。

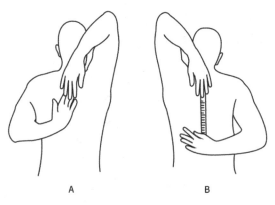

A   B

图 2-25 　抓痒测试

测试结果：

- 非常好（excellent）：手指能交叠；
- 好（good）：手指能相互触碰；
- 一般（average）：手指间距在 5.08 厘米之内；
- 差（poor）：手指间距超出 5.08 厘米，可能背部（如斜方肌、背阔肌）、颈部（胸锁乳突肌）或肩部（如三角肌）的肌肉柔韧性不足，导致活动受限。

三、如何提高身体的柔韧性？

如果以上测试结果不理想，也不必过于忧心。因为我们可以通过拉伸动作等方法增加柔韧性。拉伸是用主动或者被动的方法将人体的软组织拉长，并且维持一段时间来感受软组织张力。拉伸可分为静态拉伸和动态拉伸。下文将讲到颈椎病常用的柔韧性提升方法。

注意，在进行以下拉伸运动时不要"抖动"，而是尽可能保持稳定拉伸。

（一）颈肩柔韧性

颈椎屈曲拉伸运动（单手辅助低头伸展运动）

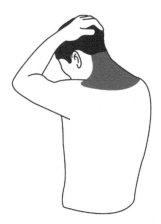

图 2-26　颈椎屈曲拉伸运动

动作要点：

- 站着或坐着，直立上半身；
- 低头看向地板；
- 把手放在头上轻轻向下压，在颈后红色区域有拉伸感；
- 保持 5~10 秒，慢慢返回起始位置。

注意：

（1）尽可能放松肩膀，不要耸肩；

（2）如果疼痛度较高，可减少用力和保持时间，并在动作之间稍作休息。

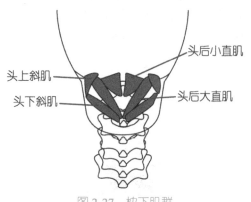

枕下肌群拉伸运动

头后小直肌

头上斜肌

头下斜肌

头后大直肌

图 2-27　枕下肌群

如图 2-27 所示，枕下肌群靠近颅底，位于上颈椎处，包括头后小直肌、头后大直肌、头上斜肌与头下斜肌。因而，枕下肌群具有辅助稳定头部，长时间维持头颈部姿势的作用。当我们长时间低头，保持单一姿势，容易给枕下肌群施加压力，引起肌肉紧张僵硬，也可能会感到头部沉重，甚至头痛。如果确认枕下肌群紧张，可以尝试以下动作缓解。

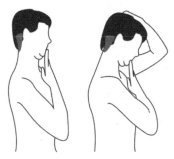

图 2-28　枕下肌群拉伸运动

动作要点：

■　坐位或站立位，眼睛目视正前方，向后收缩下巴；

- 一手固定下巴，一手放在头顶；
- 保持下巴后缩动作，缓慢向前低头，直到颈部后侧偏上方（靠近颅底）的区域有轻度拉伸感即可；
- 保持 5~15 秒，慢慢返回起始位置。

注意：

该动作可能会造成头晕，如若产生头晕，需要暂时停止该动作；

如果疼痛度较高，可减少用力和保持时间，并在动作之间稍作休息。

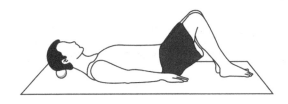

图 2-29　枕下肌群网球放松

若觉得拉伸运动不适，可以尝试使用网球按摩放松枕下肌群。

动作要点：

- 仰卧，将网球放在头骨下方；
- 让网球四处移动，直到找到颈椎经常紧张或疼痛部位；
- 保持这个姿势轻轻往下压 1~2 分钟。

注意：

- 下压网球的力度不宜过大；
- 如若产生头晕等不适，需要减少用力和保持时间，并在动作之间稍作休息，或者暂时停止该动作。

颈椎侧拉伸运动 1（上斜方肌拉伸运动）

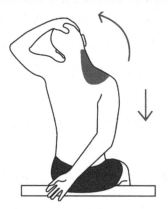

图 2-30　上斜方肌拉伸运动

动作要点：

- 坐位或站立位，直立上半身，下巴微微回缩，尽可能让耳朵与肩膀位于同一直线；

- 右手放于身后（大约是左后口袋位置），以免右侧肩膀上抬；

- 左手置于头部右侧，向左拉颈部，右侧颈部到肩部有拉伸感即可；

- 保持拉伸 10~30 秒；

- 缓慢回到起始位置，换另一侧拉伸。

注意：

（1）避免拉伸过程中肩膀上抬，身体向一侧倾斜；

（2）如若拉伸过程中产生不适，可减少拉伸幅度和保持时间，并在动作之间稍作休息。

颈椎侧拉伸运动 2（斜角肌拉伸运动）

斜角肌是辅助呼吸的肌肉之一。按照位置，可分为前斜角肌、中斜角肌与后斜角肌。因此对应的拉伸方法会有所不同。

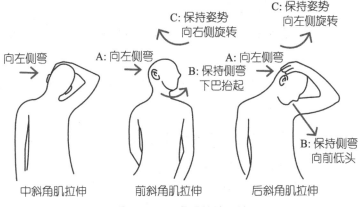

图 2-31　斜角肌拉伸运动

动作要点：

- 坐位或站立位，直立上半身，下巴微微回缩，尽可能让耳朵与肩膀位于同一条直线上。

- 右手放于身后（大约是左后口袋位置），以免右侧肩膀上抬。

- 中斜角肌拉伸：

  - 左手置于头部右侧，向左拉颈部，右侧颈部到肩部有拉伸感即可；

  - 把手放在头顶，轻压头部，在颈侧面有拉伸感即可；

  - 保持 10~15 秒；

  - 缓慢回到起始位置，换另一侧拉伸。

- 前斜角肌拉伸：

  - 头部向左侧侧弯，然后保持侧弯动作把下巴抬起，看向天花板；

  - 保持该姿势，向右侧旋转颈部，在颈侧面偏前处有拉伸感即可；

- 保持 10~15 秒；

- 缓慢回到起始位置，换另一侧拉伸。

■ 后斜角肌拉伸：

- 头部向左侧侧弯，然后保持侧弯动作向前低头，看向地面；

- 保持该姿势，向左侧旋转颈部，贴近一侧肩膀，在颈侧面偏后处有拉伸感即可；

- 保持 10~15 秒；

- 缓慢回到起始位置，换另一侧拉伸。

注意：

如果疼痛度较高、拉伸时颈部有麻痹感，可不用手辅助，并减少保持时间，在动作之间稍作休息。

肩胛提肌拉伸运动

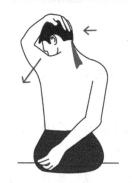

图 2-32　肩胛提肌拉伸运动

动作要点：

■ 坐位或站立位，直立上半身，下巴微微回缩，尽可能让耳朵与肩膀位于同一条直线上；

- 右手放于身后（大约是左后口袋位置），以免右侧肩膀上抬；
- 头部朝左转45度，低头；
- 把手放在头顶，轻压头部，在颈肩区域处有拉伸感即可；
- 保持10~30秒；
- 缓慢回到起始位置，换另一侧拉伸。

注意：

如果疼痛度较高、拉伸时颈部有麻痹感，可不用手辅助，并减少保持时间，在动作之间稍作休息。

胸锁乳突肌拉伸运动

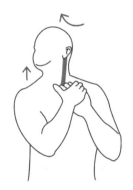

图 2-33　胸锁乳突肌拉伸运动

动作要点：

- 坐位或站立位，直立上半身，下巴微微回缩，尽可能让耳朵与肩膀位于同一条直线上；
- 双手叠放在左侧锁骨处，双手轻轻往下拉，以免胸部向上抬；
- 抬起下巴，头往右侧侧弯，让右侧耳朵靠近肩膀，左侧耳后到锁骨的区域有拉伸感即可；

■ 保持 10~15 秒；

■ 缓慢回到起始位置，换另一侧拉伸。

注意：

如果疼痛度较高、拉伸时颈部有麻痹感，可不用手辅助，并减少保持时间，在动作之间稍作休息。

转肩舒展运动

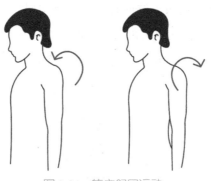

图 2-34　转肩舒展运动

动作要点：

■ 坐位或站立位，直立上半身，下巴微微回缩，尽可能让耳朵与肩膀位于同一条直线上；

■ 双手自然下垂于身体两侧，放松手臂与肩膀；

■ 将双肩顺 / 逆时针小幅度抬起缓慢画圈；

■ 重复 10 次，逐次增加画圈直径幅度；

■ 该动作有利于改善肩部血液循环，舒缓肩部压力。

注意：

如果出现或加重疼痛，可减少幅度和在动作之间稍作休息。

站立耸肩运动

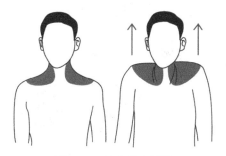

图 2-35 站立耸肩运动

动作要点：

- 坐位或站立位，直立上半身，下巴微微回缩，尽可能让耳朵与肩膀位于同一条直线上；
- 双手自然下垂于身体两侧，放松手臂与肩膀；
- 尽可能高地垂直向上耸肩，保持 5 秒；
- 缓慢回到起始位置，重复 10 次。

注意：

如果疼痛度较高，可在动作之间进行休息。

（二）胸背柔韧性

侧卧手臂伸展运动

动作要点：

- 侧卧，大腿与身体呈 90 度，膝盖弯曲 90 度；
- 合掌并将手臂放在身体前方；
- 向对侧打开手臂直至触地；
- 身体与头部随之旋转直至胸部朝向天花板，胸部会有拉伸感；

■ 保持姿势 5 秒，放松身体返回原位；

■ 该动作有助于增加胸椎旋转活动度，增加胸背部柔韧性。

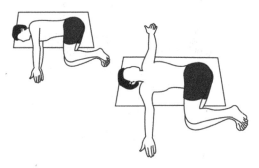

图 2-36　侧卧手臂伸展运动

注意：

如果出现或加重疼痛度，可减少用力和保持时间，并在动作之间稍作休息。

胸椎后伸伸展运动

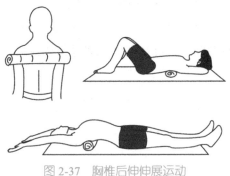

图 2-37　胸椎后伸伸展运动

动作要点：

■ 仰卧屈膝，把毛巾或软垫卷呈圆轴，放在肩胛骨之间。

■ 级别 1：

● 双手屈肘枕在头后，且肘部尽可能平放在地面；

- 保持 2~5 分钟。
- 级别 2：
  - 当可轻松完成级别 1 的做法，可双手伸直，上举过头，放在地面；
  - 保持 2~5 分钟。
- 以上动作有助于增加胸椎后伸活动度，增加胸背部柔韧性。

注意：

如果出现或加重疼痛度，可减少用力和保持时间，并在动作之间稍作休息。

背阔肌拉伸运动

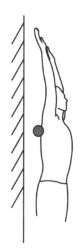

图 2-38　背阔肌伸展运动

动作要点：

- 背部紧贴墙壁站立，双脚与墙壁距离几厘米，下巴微微收紧；

- 向上举起手臂，直到拇指碰到墙壁，在灰点处有拉伸感；
- 保持 10 秒，缓慢放下手臂。

注意：

如果出现或加重疼痛度，可减少用力和保持时间，并在动作之间稍作休息。

胸大肌拉伸运动

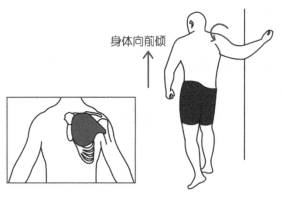

图 2-39　胸大肌拉伸运动

动作要点：

- 站立位，右手肘部贴在墙壁，且让肘部低于肩膀；
- 以上臂为着力点，身体向前倾，下半身呈弓步；
- 胸前大部分区域有轻微拉伸感，身体继续向前倾或向外侧旋转时拉伸感增加，达到有明显的拉伸感但不会出现疼痛为宜；
- 保持 10~30 秒后放松。

注意：

如果出现或加重疼痛度，可减少用力和保持时间，并在动作之间稍作休息。

胸小肌拉伸运动

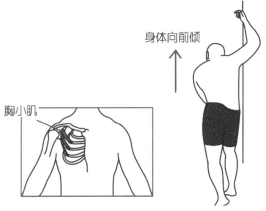

身体向前倾

胸小肌

图 2-40　胸小肌拉伸运动

动作要点：

- 站立位，右手肘部贴在墙壁，且让肘部高于肩膀；
- 以上臂为着力点，身体向前倾，下半身呈弓步；
- 胸部中部有轻微拉伸感，身体继续向前倾拉伸感增加，达到有明显的拉伸感但不会出现疼痛为宜；
- 保持 10~30 秒后放松。

注意：

如果出现或加重疼痛度，可减少用力和保持时间，并在动作之间稍作休息。

四、关于肌肉拉伸的常见问题

（一）痛感 = 拉伸感？

痛感不等于拉伸感。如果你在拉伸时，出现该处肌肉的疼痛，那么有可能是拉伸过度，或是该处肌肉有问题。拉伸时有轻度拉伸感即可。

（二）拉伸时，每个动作维持越久越好吗？

不是的。拉伸时，最好不要超过 30 秒。由于肌肉是弹性组织，即使拉伸保持超过 30 秒以上，拉伸结束后肌肉会返回正常的长度。而且肌肉的最长长度是有限定的，拉伸保持 5 分钟不见得会比拉伸保持 30 秒让肌肉放松得非常多。拉伸保持时间过长反而会浪费时间。

拉伸的保持时间与重复次数取决于当前的状态。如果你的拉伸感较强烈，建议保持在 5~10 秒。但可以增加动作次数达到良好的拉伸效果，如可增加到一天 3 组，每组 10 次。如果你的拉伸感较轻微，建议保持在 20~30 秒。同时可以减少动作次数避免拉伸过度，如可减少为一天 4 次。如果你的拉伸动作会导致症状出现或加重，那么需要减少动作的幅度与保持的时间。

（三）一拉伸就出现颈椎疼痛、手麻，该怎么办？

这可能与神经过于敏感有关。当神经出现比较敏感的情况，轻度的刺激就会很容易引起神经的症状。对于这种情况，我们可以通过以下方式缓解：

- 减少拉伸的幅度与保持时间；
- 暂停拉伸，改成使用网球放松；
- 暂停拉伸，改成神经拉伸运动，降低神经敏感性。

第四节　提高稳定性：肌肉强化运动

肌肉强化运动是颈椎病康复的重要一环。肌肉的强化，既有利于减轻颈椎椎间盘、韧带等组织的负担，也有利于提高颈椎的稳定性，减轻颈椎病症状。而且，有研究发现，在缓解慢性颈椎疼痛上，常规的拉伸运动或有氧运动的效果要比肌肉强化运动差。[7] 本节内容将着重讲我们需要强化哪些肌肉以及如何科学强化肌肉。

一、我们需要重点强化哪些肌肉？

一般而言，我们习惯根据肌肉的位置特征，大致把肌肉划分两类：深层肌肉与浅层肌肉。其中，深层肌肉往往是强化的重点。以下内容将详细介绍原因。

（一）深层肌肉

顾名思义，深层肌肉是指位于身体深层，最靠近脊柱的肌肉。我们不能直接看到或触碰到的肌肉。

颈椎区域的深层肌肉主要包括：

- 头夹肌
- 颈夹肌
- 颈深屈肌群（头前直肌、头侧直肌、头长肌、颈长肌）

- 枕下肌群（头后小直肌、头后大直肌、头上斜肌、头下斜肌）

作为最靠近脊柱的肌肉，深层肌肉具有以下作用：

长时间维持正确姿势

深层肌肉的抗疲劳能力极强。因为它是以交替的形式工作的，即一部分肌肉进行收缩时，另一部分肌肉会休息。强壮的深层肌肉能够帮助我们长时间维持正确姿势。

这项能力对于需要经常使用电脑的慢性颈椎疼痛朋友尤为重要。相关研究发现，慢性颈椎疼痛患者，难以在分散注意力的情况下维持好颈椎直立姿势（可理解为头不前倾，耳朵尽量与肩膀在同一直线上的姿势）。[8]换言之，他们在使用电脑时，头部会一点点往前移动，胸椎曲度会一点点增加，更容易出现头前倾驼背的姿势。该研究也发现强化颈深屈肌群的力量有利于增加在分散注意力的情况下保持颈椎直立姿势的时间。[8]如果你需要经常在电脑前办公，却又难以保持好正确姿势，最好加入颈椎力量训练，尤其是颈深屈肌群力量强化。

稳定颈椎

颈椎深层肌肉更靠近脊柱，具有稳定颈椎的作用。特别是枕下肌群，它有助于维持头部和颈椎的稳定与对线，让上层椎管和枕骨大孔的位置对准，便于血液和脑脊液（可缓冲保护大脑、脊髓，为其提供营养的液体）进出脑颅流动。相反，若该肌群力量不足，或是柔韧性不足引起颈椎失衡，则容易引起头痛、头晕等不良症状。

再者，颈椎的深层肌肉弱化还会影响到本体感觉能力。正常的颈部本体感觉输入有利于稳定颈椎，让人体保持平衡，维持调整到正常的颈椎姿势。例如：在一些冲击的运动（如跳跃）中，稳定颈椎，避免头前倾或颈椎过度后仰等情况。对于老年人来说，有利于提高身体在步行等运动中保持平衡的能力。（关于本体感觉能力的训练，将在本章第六节的相关内容介绍。）

减轻颈椎压力

这点应该比较容易理解。强壮的肌肉能够吸收一些颈椎负荷压力。颈椎深层肌肉直接附着在颈椎上，有利于分担颈椎骨骼、关节、韧带、椎间盘等组织的负荷压力，促进受损组织的修复。

（二）浅层肌肉

浅层肌肉，是指位于身体浅层的肌肉，通常是控制身体进行运动（如向前低头）的大肌肉。我们通常能够直接看到或触碰到的肌肉往往属于浅层肌肉，如斜方肌、八块腹肌。

颈椎区域的浅层肌肉主要包括斜方肌、肩胛提肌、胸锁乳突肌、斜角肌、颈阔肌等。它们负责支撑头部与颈椎各个方向的活动，如颈椎屈曲（低头）、颈椎后伸（抬头）。像是斜方肌、肩胛提肌等肌肉会延伸到肩背部，还具有上提肩胛骨的作用。因而，当颈肩肌肉处于力量不平衡的状态时，还容易引起肩背的问题（如圆肩驼背）。

> **那么，在进行肌肉强化运动时，应该首选强化浅层肌肉还是深层肌肉？**

一般情况下，会推荐深层肌肉。

在保持脊柱动态稳定与维持脊柱直立姿势上，浅层肌肉和深层肌肉具有不同的特点。[9] 像是浅层肌肉位于浅层，通常肌肉体积比浅层肌肉更大，收缩的速度更快。因而，在产生动作，特别是大范围动作（如大幅度低头、抬头）时，它们会提供主要驱动力，并控制脊柱的走向。但是，对比深层肌肉，一些浅层肌肉（如胸锁乳突肌、颈阔肌等）并没有在脊柱上有直接的附着点，难以稳定单一脊椎。换言之，深层肌肉在肌肉上有直接附着点，既能够为单一脊椎提供支撑，又能在动态运动中或保持单一姿势的过程中帮助稳定每节脊椎，如图 2-41（A）所示。

如此，当深层肌肉激活存在功能障碍时，浅层肌肉过度收缩反而可能会影响到深层肌肉维持脊柱稳定的能力，出现"崩塌"，如图 2-41（B）所示。而当浅层肌肉过度收缩时，还容易给骨骼等组织带来更多压力，产生或加重症状。再者，有研究发现，颈椎疼痛患者的浅层肌肉（如胸锁乳突肌、斜角肌）活动增加，深层肌肉活动减小 [10, 11]。这意味着颈椎疼痛患者的深层肌肉激活也会存在功能障碍（浅层肌肉过度收缩，深层肌肉力量减小）。

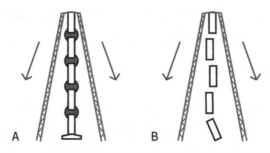

图 2-41　浅层肌肉与深层肌肉在保持直立姿势时的特点

因而，两相对比下，在进行肌肉强化运动中，我们会首选强化深层肌肉。

二、测试肌肉的强度

我们将介绍一些经典的测试，用于测试颈肩背重要肌肉的力量 / 耐力。这也是我自己常用的，较为可靠的测试。下面的测试包括颈椎与肩背部的耐力测试。这些测试可以告诉我们自己的肌肉力量是否足够强。

值得注意的是，若测试过程中出现症状，需立刻停止测试。

（一）颈椎力量 / 耐力测试

颈深屈肌群耐力测试

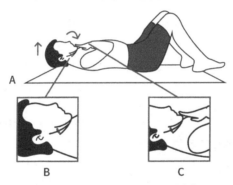

图 2-42　颈深屈肌群耐力测试

测试方法：

- 仰卧屈膝，放松肩膀；
- 最大幅度回缩下巴（或做最大幅度"点头"动作），注意不是屈曲颈椎的低头动作；
- 保持下巴回缩状态，抬起头部，让其距离地面2.5厘米（为了便于测量，也可找一本约2厘米厚的书本放在头下，开始测试时让头部稍稍抬高并保持该姿势，再把书抽出

113

来即可）；

- 此时，你会感到颈前部两侧的肌肉持续发力；

- 计算保持下巴回缩并保持抬头 2.5 厘米状态的时间，在此过程中需保持自然呼吸，不要憋气；

- 当不能保持下巴回缩状态或不能保持抬头 2.5 厘米状态的时候，则停止计时，通常有两种判断标准：

  - 一是测试者在抬头后出现的皮肤褶皱画一直线 [如图 2-42（B）所示]，当直线开始分离，则停止计时；

  - 二是可把手指放在下巴的位置 [如图 2-42（C）所示]，当触碰到下巴有抬起不能保持回缩状态时，则停止计时。

测试结果：

据相关研究 [12]，健康人群中，男性能保持 40 秒，女性能保持 30 秒。若无法保持到该时长，说明颈深肌群耐力可能不足。

若在下巴回缩、头颈部不晃动的情况下，无法保持 10 秒，说明颈深肌群力量可能不足。

颈后伸肌群耐力测试

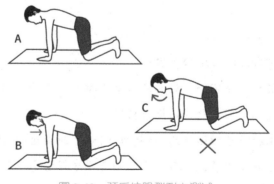

图 2-43　颈后伸肌群耐力测试

测试方法：

■ 双膝跪地，脚尖蹬地；

■ 双手撑在垫子上，手臂和背部保持笔直，眼睛看向地板，如图 2-43（A）所示；

■ 收紧下巴，向上抬起颈部并保持 [如图 2-43（B）所示]，注意只是抬起颈部，不要让胸背部一起后仰；

■ 此时，你会感觉到喉咙受到挤压，与颈后偏上方的肌肉发力；

■ 计算保持时间；

■ 当不能保持下巴回缩状态 [如图 2-43（C）所示] 或不能保持抬头状态的时候，则停止计时。

测试结果：

最好能够保持 30 秒（尤其是年轻的患者）。

若在 10~30 秒，说明颈后伸肌群耐力可能不足。

若少于 10 秒，说明颈后伸肌群（特别是枕下肌群）的力量可能不足。

颈椎侧弯功能耐力测试

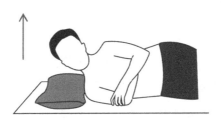

图 2-44　颈椎侧弯功能耐力测试

测试方法：

■ 侧卧屈膝，把枕头放在头下，避免颈部向地面方向侧弯；

■ 尽可能让耳朵与肩膀位于同一直线，颈部对抗重力抬起头部并保持；

■ 计算保持时间；

■ 当不能保持抬头状态的时候，则停止计时。

测试结果：

最好能够保持 20~25 秒（尤其是年轻的患者），普通情况可保持 10~19 秒。[13]

若少于 10 秒，说明颈侧弯肌肉力量可能不足。

（二）肩背部力量 / 耐力测试

130 度抬肩

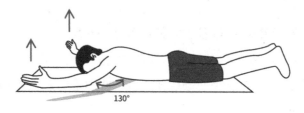

图 2-45　130 度抬肩

测试方法：

■ 俯卧在垫子上，将毛巾卷起垫在额头下；

■ 双臂伸直置于头部两侧，与身体呈 130 度；

■ 大拇指朝上，向上抬起双臂并保持；

■ 注意：仅是抬起双臂，头部与躯干不需要抬离地面，以避免腰部后仰；

■ 计算保持时间；

■ 当一侧手臂不能保持抬起状态的时候，则停止计算该侧手臂保持时间，另一侧手臂继续抬起直到不能保持为止。

测试结果：

最好能够保持超过 60 秒，若低于 60 秒，背部肌肉（如下斜方肌）耐力 / 力量可能不足。

45 度抬肩

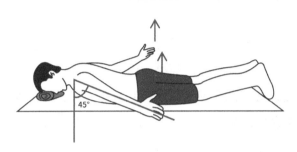

图 2-46　45 度抬肩

测试方法：

- 俯卧在垫子上，将毛巾卷起垫在额头下，双臂伸直置于身体两侧；
- 双臂向腿部方向移动，手臂向外打开与身体呈 45 度，并向上抬高手臂；
- 让大拇指朝上，掌心朝外，保持该姿势；
- 计算保持时间；
- 当一侧手臂不能保持抬起状态的时候，则停止计算该侧手臂保持时间，另一侧手臂继续抬起直到不能保持为止。

注意：

（1）仅是抬起双臂，头部不需要抬离地面，但两侧肩膀需抬离地面；

（2）主要是肩胛骨内侧发力。

测试结果：

最好能够保持超过60秒，若低于60秒，背部肌肉（如菱形肌）耐力/力量可能不足。

三、怎么样可以科学强化肌肉？

想要科学有效地强化颈椎肌肉，需要了解清楚运动过程中的各种技巧与动作要点。如果动作要点做不到位，可能会出现运动无效，甚至加重颈椎病症状的情况。下面将介绍常用的颈肩背肌肉强化运动。

什么时候该提高难度升级动作？

一般来说，建议 1~2 周升级动作。但前提是能够先标准地把当前阶段的动作重复 20~30 次或持续 1 分钟，且不会感到太难。若升级后的动作加重了症状，可以改回本来的动作。

（一）颈深肌群强化运动

已有大量研究表明，颈深肌群的强化有利于改善头痛、颈源性眩晕、颈椎疼痛等颈椎问题[14~16]。但是关于颈深屈肌群的强化，太多人会因找不到动作要点，无法真正锻炼刺激到颈深肌群，以至得到"运动无效果"的结论。因而，我会在下面逐一说明如何强化颈深屈肌群。

第一步：颈深屈肌群在哪里？

颈深屈肌群会包括头前直肌、头侧直肌、头长肌、颈长肌，如图 2-47 所示。但由于头前直肌位置太深，基本不能用手直接触碰到。而头侧直肌，顾名思义主要是让头颈部侧屈（向侧面弯）。且头前直肌与头侧直肌长度短、体积小。因而，为了便于感受，在颈深肌群强化运动里面，我们往往把头长肌与颈长肌所在位置，作为自己感受肌肉收缩的主要区域。

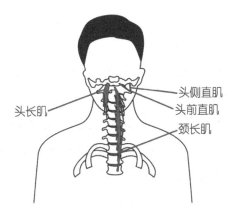

图 2-47　颈深屈肌群

第二步：如何"激活"颈深屈肌群？

当我们了解颈深屈肌群（尤其是头长肌与颈长肌）具体位置后，接下来是去"激活"它们，感受它们的收缩。

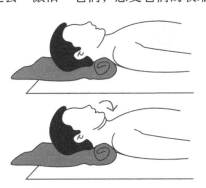

图 2-48　颈深屈肌群激活技巧

动作要点：

■ 仰卧屈膝，可在颈椎下方放置毛巾维持好正常颈椎生理曲度；

■ 嘴巴微微张开，舌顶上腭，避免舌骨上下肌群过多活动；

■ 然后缓慢进行点头动作（或看向脚趾），在此过程保持自然呼吸，不要憋气。

注意：

（1）这是一个小幅度的动作，点头幅度并不会特别大，不会让头部完全抬离地面。

（2）由于颈椎浅层肌肉胸锁乳突肌与前斜角肌也参与了颈椎屈曲（低头）的动作，当胸锁乳突肌过紧或者点头幅度过大（变成低头），反倒会更多刺激到颈椎浅层肌肉，而非颈长肌或头长肌。因而，当你没有正确激活到颈深屈肌群时，把手放在胸锁乳突肌上，你会感觉到随着颈椎"点头"，胸锁乳突肌会出现明显收缩。

a. 如图 2-49 所示，仰卧位，可从耳后侧面，向前下滑动触摸到胸锁乳突肌，直到锁骨前方为止。

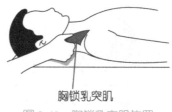

胸锁乳突肌

图 2-49　胸锁乳突肌位置

b. 你可以在仰卧位用力低头以让下巴触碰胸部时，明显感觉到触及的胸锁乳突肌在发力收缩，以此判断触摸位置是否正确。

（3）当你正确激活颈深屈肌群时，胸锁乳突肌会相对处于休息状态，你不会明显感觉到这块肌肉在收缩。而是颈前面喉咙两侧深处的肌肉在收缩。

a. 颈长肌与头长肌在颈前部更深，更靠近脊柱的位置。因而在找到胸锁乳突肌的位置后，让手指向胸锁乳突肌内侧滑动下沉，放在胸锁乳突肌与气管之间的间隙，如图 2-50 所示。

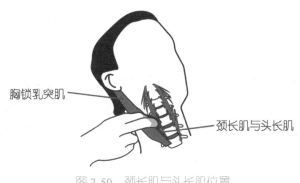

图 2-50　颈长肌与头长肌位置

b. 如果指尖感觉到脉搏跳动，可以继续缓慢向地面的方向下沉，让手指更靠近脊柱。

c. 由于甲状腺和颈动脉也在这附近，在触摸下沉时力度要轻一些。

d. 你会在仰卧位轻轻点头时感觉到肌肉在收缩，以此判断触摸位置是否正确。

（4）如果实在找不到颈长肌与头长肌的位置，也没关系。我们可以直接把手放在两侧胸锁乳突肌上，如图 2-51 所示，尽量在点头的时候，想象颈前部两侧深层肌肉发力，务必避免胸锁乳突肌有过多收缩。通常不会感觉到手指下颈椎表面的肌肉有明显"收紧"。

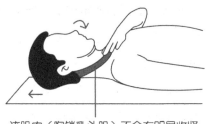

该肌肉（胸锁乳头肌）不会有明显收紧

图 2-51　颈深屈肌群正确收缩感受

（5）由于平时很少锻炼这些深层肌肉，在刚开始可能难以让颈椎表面肌肉放松。这是相对正常的情况。大家千万不要着急！我们可以试着减少一些点头的幅度，可改成让眼球运动向下看（此时点头的幅度会比较小）。或者可以尝试在做激活运动前，加入胸锁乳突肌拉伸运动与枕下肌群拉伸运动。这些肌肉过紧无法放松，也可能会影响到颈深屈肌群的激活。

（6）当能正确重复"点头"后保持 10 秒，并重复 10 次，且期间颈椎表面肌肉放松，可以开始下一步。

第三步：颈深屈肌群的强化运动

事实上，颈深屈肌群无力，不仅表现在容易出现头前倾不良体态，在日常生活中也容易出现不对的动作模式。在仰卧起坐或做卷腹等动作中，常常会出现以颈椎浅层肌肉胸锁乳突肌代偿抬起头部的情况，例如：下巴向上抬，让头部前倾再抬头，如图 2-52 所示。这反倒会给颈椎造成过多压力。正确的动作，应该是强调屈曲头颈部，微收下巴再抬头。

因而，当你学会怎么正常激活颈深屈肌群的动作后，最好经常在日常生活中应用。接下来，我会按照难易程度逐一介绍颈深屈肌群强化运动。这些动作也可以改善上面所说的错误仰卧抬头起身方式。建议从第一阶开始练习，若能轻松完成，可以一周后换下一阶。

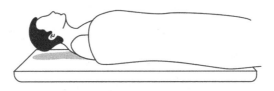

图 2-52　颈椎屈曲错误姿势

仰卧颈部屈曲运动第一阶

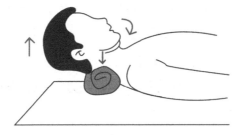

图 2-53　仰卧颈部屈曲运动第一阶

动作要点：

- 仰卧位，在颈部中段下面放置卷好的毛巾，让颈椎维持自然生理曲度；
- 以毛巾为支点，下巴回缩（或微微点头），并让头部抬离地面，如图 2-53 所示；
- 抬高头部后，需依旧让颈椎与毛巾接触，并保持下巴回缩的状态；
- 此时，你会明显在颈椎前侧深层肌肉有发力感；
- 保持 5~10 秒，慢慢返回起始位置，其间保持自然呼吸不能憋气。

注意：

（1）卷好的毛巾高度不宜过高，以致让头部后仰，或影响到正常呼吸，无法维持颈椎自然生理曲度。

（2）头部抬离地面的高度以自己可承受范围为准。颈深屈肌群力量较弱的朋友，可能仅能抬离不足1厘米。若是这种情况，也可仅抬高1厘米，后续逐步增加高度即可。

（3）跟上一个激活运动不同的是，本运动不需要把手放在颈椎两侧感受有无让颈椎浅层肌肉过度收缩。这是因为让头部抬离地面的过程会需要颈椎浅层肌肉发力，但要求整个运动过程中需要平稳缓慢地抬起与放下头部，避免颈椎抖动。

（4）运动过程中，避免让肩膀过度向上抬，出现耸肩。

（5）如果疼痛度较高，可减少用力和保持时间，并在动作之间稍作休息。

仰卧颈部屈曲运动第二阶

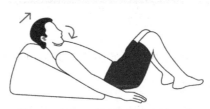

图 2-54　仰卧颈部屈曲运动第二阶

动作要点：

- 仰卧在斜面上，并让双腿屈膝；
- 下巴回缩（或微微点头），并让头部抬离斜面，使得耳朵与肩膀处于同一直线上；
- 抬起头部后，仍需保持下巴回缩的状态，不要让下巴向上抬或头前倾；

- 此时，你会明显在颈椎前侧与后侧深层肌肉有发力感；

- 保持 10 秒，慢慢返回起始位置，其间保持自然呼吸不能憋气。

注意：

（1）斜面主要用来减轻重力影响。当能平稳进行此动作，可通过降低斜面高度增加难度。若家里没有楔形垫，可用被子或椅背代替。

（2）整个运动过程中不宜过快，需要平稳缓慢地抬起与放下头部，避免颈椎抖动。

（3）运动过程中，避免让肩膀过度向上抬，出现耸肩。

（4）如果疼痛度较高，可减少用力和保持时间，并在动作之间稍作休息。

仰卧颈部屈曲运动第三阶

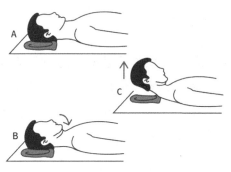

图 2-55 仰卧颈部屈曲运动第三阶

动作要点：

- 仰卧屈膝，双手放于身体两侧，见图 2-55（A）；

- 下巴回缩（或微微点头），见图 2-55（B）；

- 保持下巴回缩，让头部抬离地面，见图 2-55（C）；

- 抬起头部后，仍需保持下巴回缩的状态，不要让下巴向上抬或头前倾；
- 此时，你会明显在颈椎前侧与后侧深层肌肉有发力感；
- 保持 5~10 秒，慢慢返回起始位置，其间保持自然呼吸不能憋气。

注意：

（1）相对第二阶的动作，在重力的影响下，该动作直接使用头部的重量作为阻力，难度会更高，因而放在第三阶；

（2）整个运动过程中不宜过快，需要平稳缓慢地抬起与放下头部，避免颈椎抖动；

（3）运动过程中，避免让肩膀过度向上抬，出现耸肩；

（4）如果疼痛度较高，可减少用力和保持时间，并在动作之间稍作休息。

（二）颈后伸肌群强化运动

顾名思义，颈后伸肌群可理解为通过该肌肉群收缩，能够让颈椎产生后伸（后仰/向后抬头）的动作。其中，颈后伸肌群的深层肌肉，主要包括颈半棘肌、颈多裂肌与枕下肌群。而它们基本位于颈部后侧。换言之，若要感受颈后伸肌群肌肉（深层与浅层肌肉）的收缩，我们需要让颈椎向后伸。据相关研究，颈椎从屈曲（低头）的姿势，返回到中立位的过程中，用到的浅层肌肉较少 [17]。如果该动作是"一段段"进行的，那么可能会刺激（使用）到更多的颈后伸深层的肌肉。为了更好激活颈后伸深层肌肉，有专家提出"回归中立位"的训练 [18]。

第一步：什么是中立位？

脊柱中立位是指身体的颈椎、胸椎与腰椎处于良好的对齐状态，可以维持好脊柱正常生理曲度。多数情况下，也可以把脊柱中立位通俗地理解为，没有头前倾、驼背、挺肚子的正姿势。

由于脊柱不是直的，而是近似"S"形的曲线，某一部分（如颈椎）的曲线出现偏移（如头前倾），没有处于中立位，会给脊柱带来不必要的压力。相反，如果脊柱处于中立位，它能在承受最小压力的状态下支撑身体。此时，你的脖子与腰背部承受的压力会变小，疼痛会减轻，能够维持姿势的时间也会变长。

那么，如何找到脊柱中立位呢？

如图 2-56 所示，在脊柱中立位时，从耳朵到脚踝画一条直线，在骨盆前后高点画一直线，我们会发现：

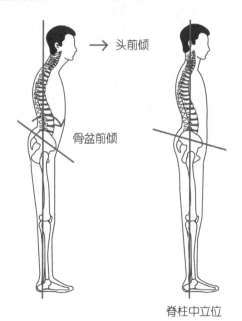

图 2-56　脊柱中立位

（1）耳朵基本与肩部位于同一直线，以维持颈椎生理曲度，但耳朵不会超出肩膀太多；

（2）骨盆微微向前倾斜，以维持腰椎生理曲度，但不会过度前倾（让肚子突出来）导致腰椎曲度过度增加；

（3）另外，后背两侧肩胛骨会微微向中间夹紧，胸椎会微微向上伸直，以维持胸椎生理曲度，避免肩膀过度向前。

如果要找到脊柱中立位，我们需要管好自己的"骨盆""胸椎""肩胛骨"与"头部"。关于脊柱中立位的具体纠正方法可看第三章第一节内容。

第二步：如何"激活"颈后伸肌深层肌肉群？[18]

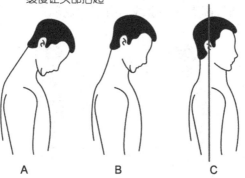

从胸椎开始，想象脊椎一节节向后移动，缓慢让头部抬起

A　　　B　　　C

图 2-57　颈后伸深肌群激活技巧

动作要点：

- 坐位，自然低头，眼睛看向天花板；

- 从胸椎开始，想象脊椎一节节向后移动，缓慢让头部抬起；

- 直到耳朵基本与肩膀在同一直线上，目视正前方；

- 在低头到抬头返回"中立位"的期间，不要过度后缩下巴；

■ 在此过程中，颈椎后侧靠近脊柱的深层肌肉有轻微收缩发力感。

注意：

肩膀放松，避免运动过程中出现耸肩；

如果疼痛度较高，可减少用力和保持时间，并在动作之间稍作休息。

当你掌握了颈深屈肌群与颈后伸肌深层肌肉群的收缩技巧，也学会了什么是中立位，希望你能够在日常生活中花费更多的时间去运用。例如：站立位或坐位时，让颈椎处于中立位，这有利于帮助我们保持与习惯正确姿势。在长时间保持姿势的过程中，更容易刺激深层肌肉群发力。

第三步：颈后伸肌群强化运动

要注意，以下动作不是单独收缩强化颈深屈肌或颈后伸肌群，而是强调从颈椎到胸椎的深层肌肉，在重力作用下，共同配合收缩发力，以维持脊柱的稳定性。因而，我们在进行以下动作，不会仅仅感到颈椎前后有发力感，随着动作升级还需要胸椎（背部）的肌肉配合收缩。

燕式俯冲第一阶

动作要点：

■ 俯卧位，双手叠放于额前；

■ 下巴回缩（或微微点头），以收缩颈部前侧深层肌肉；

■ 接着保持下巴回缩的动作，让头颈垂直向上移动（注意，这不是向后抬头 / 后仰颈椎），同时眼睛直视地面；

■ 此时，你会在颈椎前侧深层肌肉与颈椎后侧上方区域有发力感；

■ 保持 10 秒，慢慢返回起始位置。

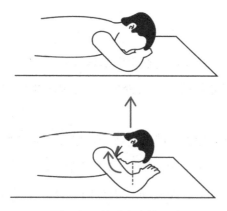

图 2-58　燕式俯冲第一阶

注意：

（1）避免运动过程中出现耸肩；

（2）如果疼痛度较高，可减少用力和保持时间，并在动作之间稍作休息。

燕氏俯冲第二阶

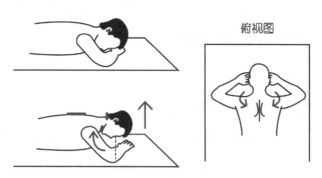

俯视图

图 2-59　燕式俯冲第二阶

动作要点：

■ 俯卧位，双手叠放于额前；

- 下巴回缩（或微微点头），以收缩颈部前侧深层肌肉；
- 夹紧肩胛骨，想象脊椎上有一支铅笔需要肩胛夹住，以保持肩胛骨稳定，避免运动过程中出现耸肩；
- 同时让头颈垂直向上移动（注意，这不是向后抬头／后仰颈椎），同时眼睛直视地面；
- 此时，你会在颈椎前侧深层肌肉与颈椎后侧上方区域有发力感；
- 保持 10 秒，慢慢返回起始位置。

注意：

如果疼痛度较高，可在动作之间稍作休息。

燕氏俯冲第三阶

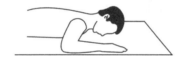

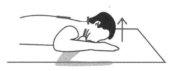

图 2-60　燕式俯冲第三阶

动作要点：

- 俯卧位，双手屈肘 90 度，呈"L"字放于头部两侧；
- 下巴回缩（或微微点头），以收缩颈部前侧深层肌肉；
- 夹紧肩胛骨同时让头颈垂直向上移动；
- 让双臂与上半身同时抬升离开地面约 3 厘米，同时眼睛直视地面；
- 此时，你会在颈椎后侧上方到胸椎区域有发力感；

■ 保持 5~10 秒，放松身体返回原位。

注意：

（1）在保持 5~10 秒的过程中，需要同时保持下巴回缩，不要放松颈部前侧深层肌肉；

（2）如果疼痛度较高，可在动作之间稍作休息。

（三）肩背肌肉强化运动

正如前面所说，颈椎的肌肉会延伸到肩背部，与肩胛骨活动等方面息息相关。而肩背部肌肉力量的强化不仅有助于减轻颈椎压力，也有利于改善头前倾、驼背、圆肩等不良体态。在颈椎病的运动康复里面，我们不能仅局限在颈椎的力量强化。以下介绍常用的肩背部力量强化运动。

菱形肌

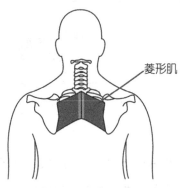

图 2-61　菱形肌位置

如图 2-61 所示，菱形肌连接着肩胛骨内侧与脊柱。想要刺激到菱形肌，我们需要让肩胛骨活动。因而，希望大家在以下运动中重点感受肩胛骨内侧发力与肩胛骨的活动。

菱形肌强化运动（基础版）

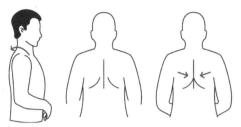

图 2-62 菱形肌强化运动（基础版）

动作要点：

- 站立位或坐位，直立上半身，双手交叉置于腹部；
- 下巴微微收紧，肩膀向后，缓慢收紧菱形肌；
- 想象脊椎上有一支铅笔需要肩胛夹住，让两侧肩胛骨向内夹紧；
- 此时，你会在肩胛骨内侧有发力感；
- 保持 10 秒，放松身体返回原位。

注意：

（1）在保持 10 秒的过程中，需要同时保持下巴微微收紧回缩，上半身直立，不要耸肩；

（2）如果疼痛度较高，可在动作之间稍作休息。

菱形肌强化运动（升级版 1）

俯视图

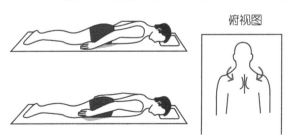

图 2-63 菱形肌强化运动（升级版 1）

动作要点：

■ 俯卧，可在额头下垫毛巾，让颈椎处于中立位；

■ 双手放于身体两侧，掌心朝内，不要耸肩；

■ 收紧菱形肌，让肩胛骨向内和向下移动；

■ 同时，慢慢从肩膀开始抬起手臂，让其离开瑜伽垫（但颈椎不用抬起）；

■ 此时，你会在肩胛骨内侧有发力感；

■ 保持 2~5 秒，放松身体返回原位。

注意：

（1）如果疼痛度较高，可在动作之间稍作休息。

（2）若觉得该动作过于简单，可通过加入颈胸椎的动作增加难度，如：

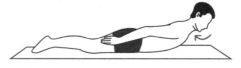

图 2-64 菱形肌强化运动（升级版 1）增加难度

a. 俯卧，双手放于身体两侧，下巴微微回缩；

b. 收紧菱形肌，让肩胛骨向内和向下移动；

c. 同时，抬高手臂与胸部，让其离开地面，但不是让腰椎后仰；

d. 保持 2~5 秒，放松身体返回原位。

菱形肌强化运动（升级版 2）

动作要点：

■ 站立位或坐位，直立上半身；

■ 下巴微微回缩，肩膀向后，屈肘双手分别握住弹力带两端（可用门夹着弹力带另一边固定）；

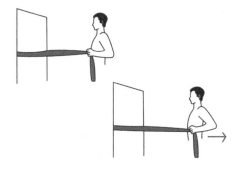

图 2-65　菱形肌强化运动（升级版 2）

- 缓慢收紧菱形肌，同时对抗弹力带的阻力，缓慢用力继续屈肘向后移动手臂；
- 此时，你会在肩胛骨内侧有发力感；
- 保持 2 秒，放松身体返回原位。

注意：

（1）向后移动手臂的过程中，两边肘部不要过于朝外，尽可能让其朝着正后方，如图 2-66 所示。

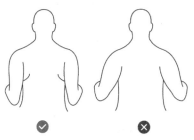

图 2-66　肘部姿势

（2）如果疼痛度较高，可在动作之间稍作休息。

（3）若觉得该动作稍难，刚开始可以不使用弹力带，仅做动作。

小圆肌与冈下肌

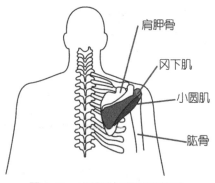

肩胛骨

冈下肌

小圆肌

肱骨

图 2-67　小圆肌与冈下肌位置

如图 2-67 所示，小圆肌与冈下肌连接着背部的肩胛骨与上臂的肱骨。其中，这两块肌肉可以让我们手臂进行向外旋转、向外侧抬高，向后侧抬高等动作。若它们力量不足，既有可能让我们肩膀向前移动，出现圆肩的不良体态，也有可能影响到肩部活动的稳定性，引起肱骨与肩胛骨撞击，出现肩部疼痛等症状。以下为常用的锻炼方法。

辅助肩部外旋运动

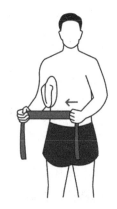

图 2-68　辅助肩部外旋运动

动作要点：

■ 站立位或坐位，直立上半身；

■ 可在上臂与身体之间放置毛巾，让上臂时刻贴着身体；

■ 屈肘，前臂与上臂垂直呈90度；

■ 握住弹力带一端对抗阻力，缓慢向外移动前臂；

■ 此时，你会在肩背部有发力感；

■ 保持1~2秒，放松身体返回原位。

注意：

（1）向外移动前臂的过程中，避免耸肩；

（2）如果疼痛度较高，可在动作之间稍作休息；

（3）若觉得该动作稍难，刚开始可以不使用弹力带，仅做动作；

（4）若没有弹力带，可手握矿泉水或哑铃代替。

下斜方肌

斜方肌是背部浅层的大肌肉，它可分为上斜方肌、中斜方肌与下斜方肌，如图2-69所示。上斜方肌的肌肉纤维向上走，具有耸肩或上提肩胛骨的作用；中斜方肌的肌肉纤维水平方向走，与菱形肌一起向后拉肩胛骨；下斜方肌的肌肉纤维向下走，能让肩胛骨下降。因而，在以下锻炼中，为了更好刺激下斜方肌，我们需要注意发力让肩胛骨下降。

可能有人会有疑问，为什么要特别锻炼下斜方肌，而不是上斜方肌呢？

主要是因为在日常工作生活中，如提东西、搬运重物，我们更容易使用上斜方肌。而下斜方肌往往没有被充分利用。这样容易会造成上斜方肌被过度使用变得紧张，下斜方肌力量变弱的不平衡状态，进而可能出现耸肩等不良体态。所以，多数情况下，我们会推荐锻炼下斜方肌而非再去刺激锻炼上斜方肌。据一项随机对照试验，下斜方肌强化训练是一种有效的方法，能够有效缓解颈椎疼痛感，改善头前倾圆肩的不良体态。[19]

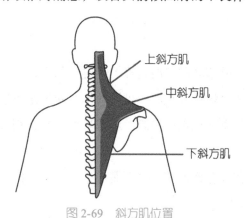

图 2-69　斜方肌位置

下斜方肌强化运动（基础版）

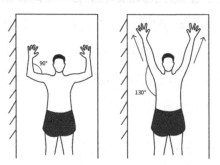

图 2-70　下斜方肌强化运动（基础版）

动作要点：

■ 靠墙站立，直立上半身，肩胛骨贴着墙壁；

- 屈肘 90 度，上臂与地面平行，让肘部贴近墙壁；
- 尽可能保持肩胛骨下降的状态，贴着墙壁缓慢向斜上方滑动手臂，让手臂与身体呈 130 度左右；
- 向下滑动手臂，返回屈肘 90 度的位置；
- 如此缓慢上下滑动手臂，你会感到背部偏下方的下斜方肌发力。

注意：

（1）滑动手臂的过程中，避免耸肩，尽量保持背部贴近墙壁。

（2）如果胸大肌或胸小肌过紧，可能很难做到让背部与手臂贴着墙壁。此时可加入对应的拉伸运动。

（3）如果疼痛度较高，可在动作之间稍作休息。

下斜方肌强化运动（升级版）

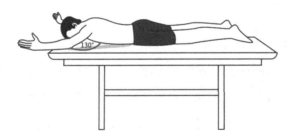

图 2-71　下斜方肌强化运动（升级版）

动作要点：

- 俯卧在床边，一手伸出床外与身体呈 130 度左右；
- 拇指指向天花板，肩胛骨下移，让手臂抬离床面；
- 此时，你会在背部偏下方有发力感；
- 放松身体返回原位。

注意：

（1）向上抬高手臂的过程中，避免耸肩，尽可能放松上斜方肌；

（2）如果疼痛度较高，可在动作之间稍作休息；

（3）若觉得难度较低，可手握矿泉水或哑铃，也可趴在瑜伽球上进行（但这会要求整个躯干保持稳定，难度更高）。

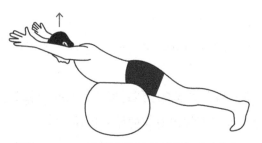

图 2-72　下斜方肌强化运动（增加难度版）

（四）功能性恢复训练

功能性恢复训练，可以理解为一种过渡阶段训练。它的目的是让我们能够安全过渡到正常的工作生活中。特别是对于运动健身爱好者，在完成基础的肌肉力量与耐力强化后，我们也需要加入更多颈椎稳定性的训练，以便逐步恢复以往的运动爱好，如跑步、羽毛球、高尔夫、健身等。

> **为什么需要加入这种过渡阶段的训练？症状缓解后直接恢复以往的工作生活状态，不可以吗？**

这主要是因为我们需要让恢复后的神经与椎间盘等组织去适应新的运动模式。有时疼痛是大脑发出的一种警报，让我们及时规避风险。如果没有进行这些功能性训练，我们有可能因为大脑发出错误警报，而经常性出现疼痛。

疼痛产生通常有两个原因，即大脑对身体的自我保护与自我认知。当椎间盘突出压迫神经时，我们可能会由于低头等活动刺激神经，使得大脑发出疼痛警报，让我们停止这些运动。在这个时候，疼痛产生主要是由于大脑对身体的自我保护。如果我们长期处于这种低头加重疼痛的状态，大脑会得出经验：低头＝疼痛。那么未来会出现这样的结果：在还没有开始低头前，大脑提前发出疼痛信号，帮助提前规避低头风险。这个时候，疼痛产生主要是由于大脑对身体的自我认知。

不少颈椎病患者会由于肌肉力量弱化，肌肉群之间柔韧性与力量不平衡，出现一些不良的体态。长期处于这些体态，大脑也会渐渐把"不良体态"当成一种"正常"的情况。对于这类情况，仅仅进行单个肌肉的强化运动（如上述运动）是不够的。

为了改变大脑对身体的认知，我们需要进行功能性恢复训练，让恢复后的神经与椎间盘重新适应新的运动模式，学会如何在不同状态下维持好脊柱中立位。

下面是常见的功能性恢复训练，一般是在练习上述运动4~5周时（已建立一定的肌肉力量与耐力后）介入。需要注意的是，功能性恢复训练需要在保持脊柱中立位的状态下进行，同时需在运动前提前收缩深层肌肉。如此，可提高脊椎的稳定性，减少脊椎的压力。（深层肌肉收缩方法可见本部分内容，与脊柱中立位保持方法可见第三章第一节。）

稳定性训练

为了进一步增强稳定性，通常会通过慢慢减少支撑点，给颈椎深层肌肉更大的挑战。例如从仰卧位改为坐位（坐在瑜伽球上进行），再到站立位（站在不稳定的平面上）。或者加入手部的动作，要求在维持脊柱中立位的前提下伸展手臂等。

坐位球稳定性训练

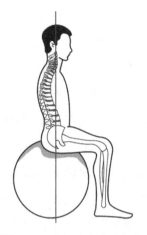

图 2-73　瑜伽球脊柱中立位

动作要点：

■　坐在瑜伽球上，让脊柱保持在中立位；

■　腹部微微收紧，让骨盆处于中立位；

■　微微回缩下巴，胸椎伸直，肩胛骨向内夹紧；

■　保持 30 秒至 1 分钟。

注意：

（1）选择瑜伽球的高度，尽量让自己的大腿与地面接近平行为宜。

（2）为了便于观察，可对着镜子进行。

（3）若觉得难度较低，可加入手部的动作（但重点在于活动手部的同时，保持脊柱中立位），如图 2-74 所示，可两侧伸

展手臂，也可向上举高手臂，或脚踩弹力带手拉着弹力带伸直
手臂。

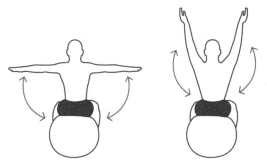

图 2-74　坐位球稳定性训练（手部动作）

站立位球稳定性训练

对于本部分使用的球，可用排球大小的，可充气的玩具球
替代，主要是为了创造一个不稳定的平面。实在找不到这类球，
也可以尝试使用枕头替代，或者依旧选用瑜伽球。

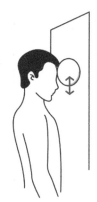

图 2-75　站立位球颈深屈肌稳定性训练

动作要点：

■　站立位，直立上半身，把球放在额头与墙壁之间；

■　维持好脊柱中立位，不要出现头前倾驼背的情况；

■ 缓慢上下滚动球，进行微微点头的动作，让颈椎前侧深层肌肉发力。

注意：

（1）点头的过程中，尽可能保持上半身稳定。

（2）如果疼痛度较高，可在动作之间稍作休息。

（3）若觉得难度较低，可加入手部的动作（但重点在于活动手部的同时，保持脊柱中立位），如图 2-76 所示，可两侧伸展手臂，或借助弹力带伸直手臂。

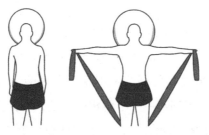

图 2-76 站位球颈深屈肌稳定性训练（手部动作）

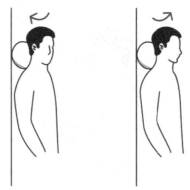

图 2-77 站立位球颈后伸肌群稳定性训练

动作要点：

■ 站立位，直立上半身，把球放在颈椎后侧与墙壁之间；

- 维持好脊柱中立位，不要出现头前倾驼背的情况；
- 下巴回缩，感到颈椎后侧偏上方与颈椎前侧深层肌肉发力；
- 保持下巴回缩的动作，缓慢滚动球，向左右两侧旋转。

注意：

（1）滚动球的过程中，尽可能保持上半身稳定。

（2）如果疼痛度较高，可在动作之间稍作休息。

（3）若觉得难度较低，可加入手部的动作（但重点在于活动手部的同时，保持下巴回缩与脊柱中立位），如图 2-78 所示，可上下伸展手臂，可向两侧伸展手臂，也可向对侧伸直收回手臂。

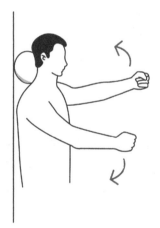

图 2-78　站立位球颈后伸肌群稳定性训练（手部动作）

专项功能性恢复训练

对于有特定功能需求的朋友，如健身爱好者，我们需要找出会增加颈椎压力的动作（如一些不正确的平板支撑、侧平板支撑），并学会在进行这些动作中维持在脊柱中立位。这样有利于减少颈椎的压力。

注意，下列运动的强度会比较大，若自己的颈椎或腰椎力量不足，建议先强化力量再去尝试。

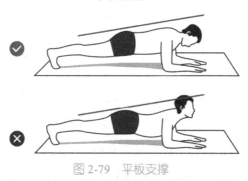

平板支撑

图 2-79　平板支撑

动作要点：

■　俯卧，屈肘 90 度；

■　双脚并拢脚尖着地，收腹，撑起身体离开地面；

■　保持肩关节、髋关节、膝关节在同一条直线。

注意：

（1）部分腰椎或颈椎力量不足的人，可能会出现腰部向下塌，颈椎向后伸的姿势，无法维持好脊柱中立位。

（2）若要进行该动作的脊柱中立位训练，建议从 10 秒开始逐步递增保持时间。

侧平板支撑

动作要点：

■　侧躺在垫子上，用手肘撑起上半身；

■　单脚蹬地，收紧腹部和臀部；

■　向上抬起臀部，使头、肩、背、腰、臀、腿呈一直线；

■　放下臀部，返回原位。

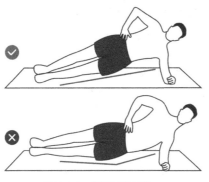

图 2-80 侧平板支撑

注意:

（1）部分腰椎或颈椎力量不足的人，可能会出现腰部向下塌，颈椎向侧面伸的姿势，无法维持好脊柱中立位。

（2）若要进行该动作的脊柱中立位训练，建议从 10 秒开始逐步递增保持时间。

（五）肌肉强化的三原则

乱练一通是不行的。没有科学的规则指导，胡乱锻炼甚至有加剧症状的风险。所以，为了肌肉强化运动科学有效，有颈椎病的朋友需要了解肌肉强化的"三大原则"。以下是详细介绍。

超负荷原则

要强化肌肉，就必须施加超过肌肉新陈代谢能力的负荷，也就是说需要挑战自己的一般限度。注意，这并不是挑战极限。

例如：当你已经可以轻易完成 30 秒的平板支撑，那么下一步可以挑战 40 秒的平板支撑。相反，如果你在适应现有肌肉强度后，选择维持现有的训练强度，你的肌肉力量、耐力与控制协调能力等将会维持现状不会再增加。

因而，建议大家在进行上述强化运动时，如果已经可以很轻易地完成一个动作，不妨挑战自己的一般限度，通过增加阻力（更换阻力更大的弹力带），重复次数（每组 10 次增加为每组 15 次），持续时间（需要保持 5 秒的动作可以增加为保持 10 秒）等增加运动强度。

特异性原则

根据运动的目的制定专门的运动方案。不同的运动方式带来的运动效果是不一样的。如果你希望增加的是肌肉力量，那么更加需要注重运动阻力的逐渐增加，而不是运动次数的增加。如果你希望增加的是肌肉耐力，那么更加需要注重运动次数的增加，比如低负荷多重复的运动，在最大阻力下尽可能多重复运动。如果你希望锻炼的是深层肌肉，那么运动的速度不能太快。

因而，建议大家从自身需求出发，不要盲目运动。这样不但浪费时间，而且也没有太大的效果。

可逆性原则

运动产生的效果是短暂的。意思是如果你为了快速康复而在一段时间内积极运动，但是当症状缓解后又停止了运动锻炼，那么你之前的锻炼的肌肉力量与耐力是会逐渐下降的。通常，在停止抗阻运动后 1~2 个星期内，你的肌肉力量与耐力就会开始出现下降。当这些肌肉强化的效果消失，你的症状有可能复发。

因而，建议当你的症状基本消失后，虽然可以不用每天都运动，但是可以保持每周 150 分钟的运动量。

第五节　降低敏感性：神经伸展运动

一、什么是敏感性？由什么造成？

这里的敏感性主要是指神经系统感觉异常敏感的情况。神经具有让身体感受疼痛、麻木、冷热等功能。如果出现神经异常敏感的情况，神经对外界的刺激会更加敏感，通常表现出两个特点——异常性疼痛与痛觉过敏。

异常性疼痛是指在正常情况下不会引起疼痛的刺激，反而引起了疼痛。例如：当确认为神经根型颈椎病，在神经较为敏感时，可能只是用手轻轻触碰受压神经支配的手臂或手指等区域，就容易引起疼痛。在这种情况下，由于神经处于异常敏感的状态，大脑原本应该发挥出来的触摸的感觉，会改变成为疼痛的感觉。

痛觉过敏是指原本应该是轻度的疼痛感被放大。例如：当受压的神经异常敏感，用手拍打对应的受压神经支配区域，再做左右两侧对比时，我们会发现疼痛侧的疼痛感会更加明显。这是因为神经异常敏感把疼痛的感觉放大了，让你感受到"加重版"的疼痛。

那么是什么造成了神经敏感呢？对于颈椎病的患者，神经敏感性的增加往往与椎间盘突出压迫神经或肌肉过于紧张柔韧性不足，让神经长期受到压力等刺激有关。

神经与肌肉一样，在受到压力时，可以通过向两边延伸变形缓冲压力，并且会启动自我保护机制。也就是说，为了避免压力进一步增加而造成损伤，会对接下来的压力变化变得更加敏感。最直观的比喻是，在你没有颈椎病前，可能在低头写字、玩手机等正常的活动中不会有症状出现。但是在出现颈椎病后，你会对颈椎压力的增加非常敏感，稍稍长时间低头就可能表现出明显的腰痛腿麻等症状。

如果不加以解决而让神经处于长期异常敏感状态，很有可能发展为慢性疼痛，让你颈椎病症状一直在持续，不能好转。如果你尝试过多种运动方法（包括强化运动与拉伸运动）仍旧无法好转，不妨尝试后续的神经拉伸运动降低异常的敏感性。

二、如何降低神经异常敏感性？

在进行神经拉伸运动前，我们需要简单了解一下原理。这对正确进行神经拉伸运动非常重要。

由上述内容可知，神经敏感性会与神经长期受到压力有关。因而，如果要降低神经异常敏感性，我们需要减轻神经的压力。

人体的神经系统有两个重要的特性。神经系统的第一个特性是可活动的。如图 2-81 所示，当我们在进行关节活动时，神经会跟着活动。神经系统的第二个特性是连续性。神经从大脑开始，经由脊髓，一直连续延展到我们的四肢。这样大脑能够全面收集人体各个部位的信息，并及时给出反馈。这也意味着神经是会相互影响的。所以，在神经活动的过程中，神经受到的压力能够经由整个神经系统消散，从而缓解颈椎病手麻等症状。有研究证明，神经的活动能够有效缓解颈部与腰背部的疼痛。[20]

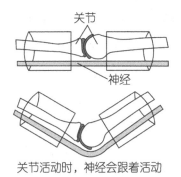

关节活动时，神经会跟着活动

图 2-81　神经活动与关节活动的关系

　　在神经活动的过程中，不仅能够减轻神经压力，还会带来其他的影响。根据神经动力学的理论，神经在活动的过程中能够获取更多的营养物质与氧气，促进神经的恢复。当神经长时间受到压迫，会同时限制神经的血流，让神经难以从血流中获取充足的氧气。我们需要知道，神经组织虽然只占身体质量的2%，却会消耗身体20%的氧气。这说明神经是非常需要氧气的。如果神经不能获得充足的氧气，处于缺氧的神经会导致麻木疼痛的症状。最为常见的例子是，我们中午趴着桌子上睡觉，双手交叉叠住支撑头部，醒来的时候由于神经受到长时间挤压而开始缺氧，就会很容易出现双手的麻木刺痛感。但是在活动关节后，麻木刺痛的感觉会很快消失。另外，神经的活动还具有预防或改善急性损伤、术后的神经粘连与减轻神经水肿的作用。在神经的活动过程中，可以减轻神经与周围组织的粘连，有助于排出液体减轻水肿。

　　那么我们应该怎么活动神经降低敏感性呢？

　　如图 2-82 所示，神经的活动大致可以分为两类：一是滑动活动；二是张力活动。以绳子为例，把绳子放入水管后，如果我们在水管的两端往返拉动，绳子会向两边来回滑动。如果我们分别在水管的两端向外侧使劲，绳子会向两边伸展，并且会受到更多的张力，有利于增加循环与减轻神经组织内的水肿。

两边来回滑动（滑动活动）

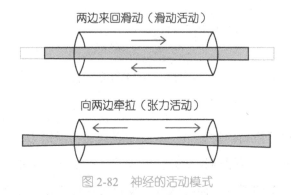

向两边牵拉（张力活动）

图 2-82　神经的活动模式

　　神经的滑动活动，可通过神经的前后活动避免神经粘连，同时让神经的压力通过神经系统消散，降低神经敏感性。神经的张力活动，可通过牵拉神经让其向两边延伸，既可以改变神经受力的情况，又能让神经重新适应压力，降低神经敏感性。

　　对于急性期或神经十分敏感的朋友，会推荐以神经滑动活动为主，先降低神经敏感性。在症状缓解后，可尝试神经的张力活动，改变神经受力情况。对于恢复期，神经没有那么敏感的朋友，会推荐神经的张力活动为主，让神经适应压力。这样，在日常的活动中，可以减少因压力增加导致症状加重的情况出现。

　　需要注意的是，神经过度的滑动或者施加张力，反而会增加神经的敏感性。我们后续的所有运动要求每次进行不可超过10 次。

三、常见的神经伸展运动

在神经根型颈椎病中,比较容易受影响的神经是正中神经、尺神经与桡神经。图 2-83 为三个神经的感觉分布。当确认为神经根型颈椎病后,若对应皮肤区域常常出现疼痛、麻木等感觉异常,可能是该神经较为敏感。大家可以根据需求选择对应的神经伸展运动降低敏感性。

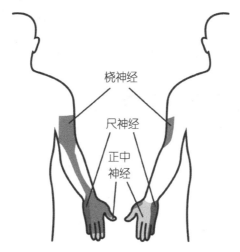

图 2-83　正中神经、尺神经、桡神经感觉分布 [21]

(一)正中神经伸展运动

动作要点:

- 站立位或坐位,直立上半身,下巴微微回缩,尽可能让耳朵与肩膀位于同一直线;
- 右手向侧面伸直,掌心朝上,并在以下运动过程中尽量不要耸肩,且保持肘部伸直;

153

- 在右手手指指向地面的同时让头往伸出手的方向（即右侧）侧弯；
- 在右手手指指向天花板的同时让头往手相反的方向（即左侧）侧弯，如此重复 10 次。

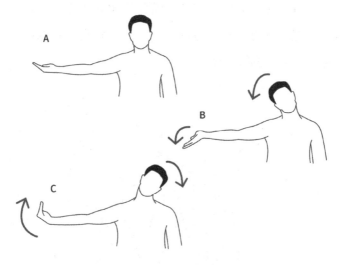

图 2-84　正中神经滑动活动

注意：

（1）如果是一侧左手疼痛，只需换过来做左手的神经伸展，不用做右侧。

（2）此运动为神经拉伸运动因此不可过度拉伸，动作速度需缓慢，且每次拉伸不可超过 10 次。

（3）如果做这个动作有发麻、剧烈疼痛的症状出现说明需要减轻这个动作的难度。例如：减小手腕的摆动幅度，或者头部保持不动仅是手腕上下摆动。如果这样还有症状的话，可以把腕关节的摆动，改成肘关节的屈伸。

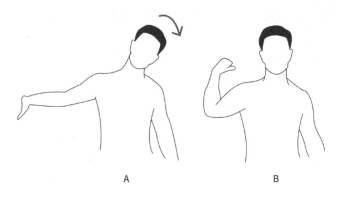

A   B

图 2-85   正中神经张力活动

动作要点：

- 站立位或坐位，直立上半身，下巴微微回缩，尽可能让耳朵与肩膀位于同一直线；

- 右手缓慢向侧面伸直，使掌心朝外，手指指向地面，此时你可能感到手臂内侧有拉伸感；

- 在伸直手臂的同时，头往手相反的方向（即左侧）侧弯；

- 然后缓慢屈肘，放松手腕，虚握拳，让头回到正中位置，目视前方，如此重复 10 次；

- 在以上运动过程中速度需缓慢，尽量不要耸肩。

注意：

（1）如果是一侧左手疼痛，只需换过来做左手的神经伸展，不用做右侧。

（2）此运动为神经张力活动，因此不可过度，且每次不可超过 10 次。

（3）如果做这个动作有发麻、剧烈疼痛的症状出现说明需要减轻这个动作的难度。例如：减小手指指向地面的幅度。如果这样还有症状的话，可以暂时不做此动作，改为神经滑动活动。

（二）尺神经伸展运动

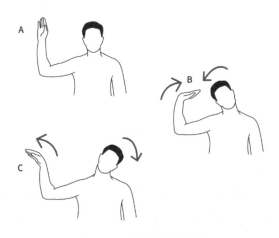

图 2-86　尺神经滑动活动

动作要点：

■ 站立位或坐位，直立上半身，下巴微微回缩，尽可能让耳朵与肩膀位于同一直线；

■ 右手缓慢向侧面伸出，屈肘且让掌心朝外，手指指向天花板；

■ 然后让右手掌心朝向天花板的同时让头往伸出手的方向（即右侧）侧弯；

■ 接着让右手掌心缓慢朝下方的同时让头往手相反的方向（即左侧）侧弯，如此重复10次；

■ 在以上运动过程中速度需缓慢，尽量不要耸肩。

注意：

（1）如果是一侧左手疼痛，只需换过来做左手的神经伸展，不用做右侧。

（2）此运动为神经拉伸运动，因此不可过度拉伸，且每次拉伸不可超过 10 次。

（3）如果做这个动作有发麻、剧烈疼痛的症状出现，说明需要减小这个动作的难度。如减小手腕活动幅度。

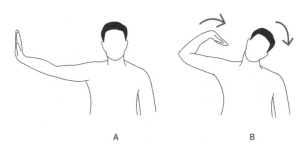

A   B

图 2-87　尺神经张力活动

动作要点：

- 站立位或坐位，直立上半身，下巴微微回缩，尽可能让耳朵与肩膀位于同一直线；
- 右手缓慢向侧面伸直，使掌心朝外，手指指向天花板；
- 然后缓慢屈肘，尽可能让掌心朝向头部；
- 同时，让头往手相反的方向（即左侧）侧弯，如此重复 10 次；
- 在以上运动过程中速度需缓慢，尽量不要耸肩。

注意：

（1）如果是一侧左手疼痛，只需换过来做左手的神经伸展，不用做右侧。

（2）此运动为神经拉伸运动，因此不可过度，且每次不可超过 10 次。

（3）如果做这个动作有发麻、剧烈疼痛的症状出现，说明需要减小这个动作的难度，如减小腕部屈伸幅度。如果这样还有症状的话，可以暂时不做此动作，改为神经滑动活动。

（三）桡神经伸展运动

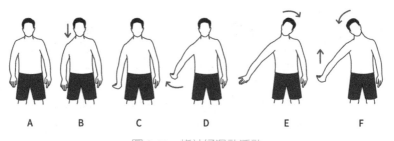

A B C D E F

图 2-88　桡神经滑动活动

动作要点：

- 站立位，下巴微微回缩，尽可能让耳朵与肩膀位于同一直线；
- 右侧肩膀下沉，如图 2-88（B）所示；
- 右手手臂伸直并向内旋转，屈腕让掌心朝上，如图 2-88（C）所示；
- 让右手手臂向外侧抬起大约 45 度，并保持屈腕动作，如图 2-88（D）所示；
- 然后在手腕放松、手指指向外侧的同时，让头部往手相反的方向（即左侧）侧弯，如图 2-88（E）所示；
- 接着在手腕屈曲、掌心朝上的同时，让头往伸出手的方向（即右侧）侧弯；
- 如此把图 2-88（E）到图 2-88（F）的动作重复 10 次；
- 在以上运动过程中速度需缓慢，尽量不要耸肩。

注意：

（1）如果是一侧左手疼痛，只需换过来做左手的神经伸展，不用做右侧。

（2）此运动为神经拉伸运动，因此不可过度拉伸，且每次拉伸不可超过 10 次。

（3）如果做这个动作有发麻、剧烈疼痛的症状出现，说明需要减小这个动作的难度。如减小手腕活动幅度。

（4）若改为桡神经张力活动，我们只需要把图 2-88（E）与图 2-88（F）的头部的侧弯方向改一下即可。

（四）桡神经张力活动

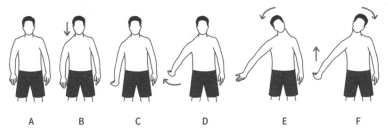

图 2-89　桡神经张力活动

动作要点：

- 站立位，下巴微微回缩，尽可能让耳朵与肩膀位于同一直线；
- 右侧肩膀下沉，如图 2-89（B）所示；
- 右手手臂伸直并向内旋转，屈腕让掌心朝上，如图 2-89（C）所示；
- 让右手手臂向外侧抬起大约 45 度，并保持屈腕动作，如图 2-89（D）所示；

- 然后在手腕放松、手指指向外侧的同时，让头往伸出手的方向（即右侧）侧弯，如图 2-89（E）所示；
- 接着在手腕屈曲、掌心朝上的同时，让头部往手相反的方向（即左侧）侧弯，如图 2-89（F）所示；
- 如此把图 2-89（E）到图 2-89（F）的动作重复 10 次；
- 在以上运动过程中速度需缓慢，尽量不要耸肩。

注意：

（1）如果是一侧左手疼痛，只需换过来做左手的神经伸展，不用做右侧。

（2）此运动为神经拉伸运动，因此不可过度拉伸，且每次拉伸不可超过 10 次。

（3）如果做这个动作有发麻、剧烈疼痛的症状出现，说明需要减小这个动作的难度。如减小屈腕的幅度或头侧弯的幅度。如果这样还有症状的话，可以暂时不做此动作，改为神经滑动活动。

四、关于神经拉伸的常见问题

（一）拉伸中或拉伸后症状加重，该怎么办？

对于神经比较敏感的人来说，拉伸中或拉伸后出现症状加重，只要症状不会持续到第二天，是比较正常的。对于这种情况，建议减少动作难度。例如：

- 如果是神经张力活动的拉伸方法，可以改为神经滑动拉伸；

■ 如果是神经滑动拉伸，可以减小动作幅度，如可以减小屈伸手腕的幅度。

（二）没有出现上肢的疼痛或麻木，还要拉伸吗？

可以不用进行。这项拉伸运动主要是针对神经受压导致手臂、手指疼痛或神经过于敏感的问题。若没有上肢症状，也可以不用拉伸。

第六节　增强控制力：本体感觉训练

一、什么是本体感觉？

本体感觉，可以理解为身体对外界的感知，是一种身体运动位置感，包括关节位置感和运动感。它可以通过收集外界信息，让我们的身体移动到"想要"的位置或处于"恰当"的位置。

举个例子，你坐在椅子上闭上眼睛，让一位朋友帮忙把你的右侧手臂抬到某个高度，然后你自己感受右侧手臂的高度后，再把左侧手臂抬到相同的高度。这个就是本体感觉重要特点之一，人在闭眼时能感知身体各部的位置，并主动重复还原至特定位置的能力。

在整个过程中，我们会需要依靠"本体感受器"收集右侧手臂的位置信息，再把这些信息传回大脑。大脑整合后，会发出指令让肌肉执行运动程序，把左侧手臂移动到"想要"的位置。期间，本体感受器收集信息的能力与输入尤为重要。

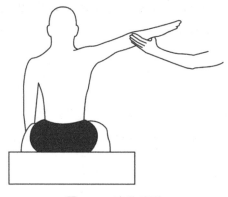

图 2-90　本体感觉

二、本体感觉与颈椎疼痛、头晕的关系

在说明关系之前，我们需要先了解一些维持平衡的基本知识。

首先，在日常生活中，为了维持身体平衡与保持姿势，我们需要精确感知头部在三维空间中的位置。否则，我们可能会由于没办法感知到头部精确位置，而没办法判断头有没有前倾，以致无法维持好正确的姿势或保持平衡。

其中，视觉系统（如眼球）通过外部线索来识别头部相对于周围环境的位置以及头部相对于周围物体运动的信息。前庭系统（如耳石器）会提供头部相对于重力方向的位置信息，如头部有无倾斜。本体感觉系统负责感受头部相对身体各部位的位置和运动，例如：帮助判断头部的旋转动作是由于颈椎旋转引起还是腰部旋转引起。

三者（视觉系统、前庭系统、本体感觉系统）把感觉到的信息传入大脑，由大脑整合处理信息，再发出指令控制肌肉等运动，以维持身体平衡、稳定关节与保持头部正确姿势，如图2-91所示。而后重新收集控制肌肉运动后的信息，形成循环。

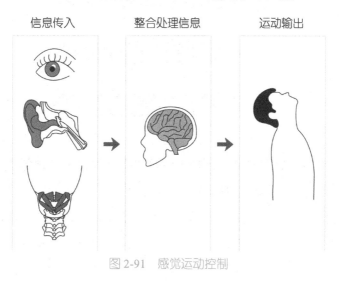

图 2-91　感觉运动控制

在此过程中，任一环节出现问题，将会影响到维持平衡、稳定关节与保持头部正确姿势的能力。例如：颈椎疼痛可能会干扰颈部本体感受器信息的传入，出现错误的信息。而大脑整合处理错误的信息，又会发出错误的指令控制肌肉运动。在应该正常运动颈椎的时候反而去增加肌肉紧张度。这容易在运动过程中，让紧张的肌肉被牵拉引起更多疼痛。随着时间的推移，若这一点无法更正，容易形成一个恶性循环，如图 2-92 所示。

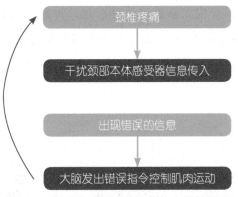

图 2-92　颈椎疼痛与本体感觉能力恶性循环

　　目前的研究发现，颈痛患者的主要问题之一是颈部本体感觉受损，导致颈部感觉运动控制障碍 [22]。不同于脚踝等身体其他部位，颈椎有一个非常精密的本体感觉系统，它能够协调前庭和视觉系统。这是因为位于颈椎的机械感受器，与前庭系统、视觉系统和中枢神经系统 ① 紧密联系 [23]。也就是说，颈部感觉运动控制不仅负责颈部本体感受传入信息，而且涉及所有传入信息（即视觉、前庭和颈部本体感受输入），以及中枢神经系统的整合与处理，且会通过颈部肌肉执行来自中枢神经系统（大脑）的指令运动 [22]。

　　牵一发而动全身，颈椎本体感觉受损时，除了会表现出本体感觉障碍问题，如不能感受头部相对身体各部位的位置和运动，难以辨别纠正"头前倾"姿势与稳定颈椎关节，给颈椎带来压力，出现"头部晃动"感或产生颈椎疼痛。颈部本体感觉受损还会出现与前庭系统、视觉系统相关的症状，产生颈部感觉运动控制障碍。像是本体感觉输入了错误信息，与前庭信息

―――――――――――――

① 　中枢神经系统：由脑与脊髓组成。

不一致，让大脑不能区分不准确的信息，表现出感觉错配^①，出现头晕或不稳定的感觉。或是影响眼球运动控制，出现视觉障碍（如视力模糊，视野变小）。

总的来说，颈部本体感觉与颈椎疼痛会相互影响。其中，颈部本体感觉能力的改善，能协调好前庭和视觉系统，改善颈椎疼痛、头晕、头部摇晃的感觉，有利于维持好身体平衡，提高颈椎关节稳定性与保持头部正确姿势。无论有没有颈椎疼痛，提高本体感觉能力都是必要的。

三、你的本体感觉还好吗？

（一）颈部本体感觉测试

在上文，我们提到本体感觉的一个重要特点——人在闭眼时能感知身体各部分的位置，并主动重复还原至特定位置。下面便通过该特点去测试颈椎本体感觉能力。

测试方法：

- 在头顶固定激光笔，并把激光笔打开；
- 在墙上粘好画有靶心的纸（可从网上下载打印），靶心的高度与坐下时头戴的激光笔高度一致；
- 坐在离靶心约90~100厘米的椅子上；
- 颈椎处于中立位，激光正对靶心，目视正前方，此为起始位置；

---

① 感觉错配：当大脑从其感觉系统(即视觉系统——眼睛、前庭系统——内耳、本体感觉系统——关节接收到的信息不匹配时，会出现感觉不匹配的情况。这会让大脑在适当地整合这些信息方面会遇到问题。

■ 让头部缓慢往一侧旋转；

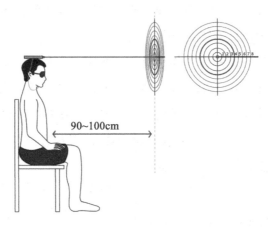

图 2-93　颈椎本体感觉测试

■ 旋转到某个角度闭上眼睛，然后尽可能准确地返回，自己认为的起始位置停下（此过程需一直闭眼）；

■ 让人把停下后激光正对的位置记录下来，此为结束位置；

■ 左右各重复 3 次，计算起始位置与结束位置之间激光的平均误差。

注意：

（1）关于激光笔，可买专门的本体感觉测试仪器，也可准备好普通激光笔与一顶帽子，把激光笔用透明胶固定在帽子上。

（2）关于图中的眼罩，是为了突出"不要用眼睛看"的意思，在测试时我们可以不用眼罩，直接闭眼。

（3）在测试过程中，由于本体感觉障碍，被测试者可能会出现肌肉抽搐、振动、头晕或不稳定的感觉。

测试结果：差异超过 7.1 厘米的可能存在本体感觉障碍。[24]

（二）其他颈部感觉运动控制测试

本体感觉障碍，除了直接影响本体感觉功能，也可能引起颈部感觉运动控制问题，对眼球运动控制与姿势稳定性造成一定影响。如果你在没有脑部或眼部疾病的情况下，存在头晕或视力模糊的症状，可以考虑加入以下测试，评估一下颈部感觉运动控制。

眼球运动控制测试

平稳跟踪测试

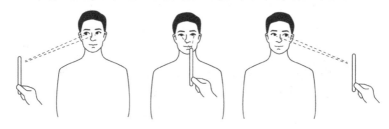

图 2-94　平稳追踪测试

测试方法：

- 被测试者坐位，直立上半身，让颈椎处于中立位，目视测试者手中的工具（如笔）；
- 测试者在被测试者面前手握工具（如笔），从一边缓慢移动到另一边；
- 要求被测试者保持身体不动（尤其是头颈部），眼睛追随测试者手中的工具移动。

测试结果：

（1）若颈部感觉运动控制障碍，测试过程中眼球会出现跳动增加（尤其是工具在中距离的时候），像是眼睛难以跟上工具的移动速度，在试图追赶工具，还有可能出现头晕或视力模糊。

（2）若有以上情况，需增加以下测试判断有无其他可能性引起上述情况。

平稳跟踪颈部旋转测试

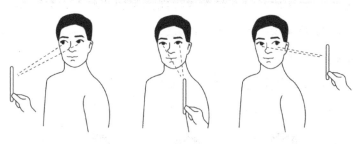

图 2-95　平稳跟踪颈部旋转测试

测试方法：

- 被测试者坐位，头部保持中立位，躯干向左侧或右侧旋转 45 度，目视测试者手中的工具（如笔）；
- 测试者在被测试者面前手握工具（如笔），从一边缓慢移动到另一边；
- 要求被测试者保持身体不动（尤其是头颈部），眼睛追随测试者手中的工具移动；
- 重复 2 次，换侧测试。

测试结果：

若在本次测试过程中，为了追踪工具，身体跟着一起旋转或者依旧出现眼球跳动增加的情况，可能存在中枢神经系统紊乱的问题，而非颈部感觉运动控制障碍。也可以理解为，头晕、视力模糊的症状或许与颈部感觉运动控制障碍无关。

凝视稳定性测试

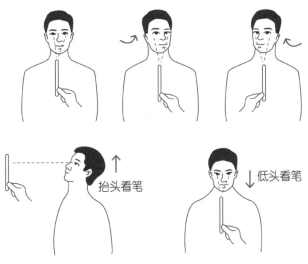

抬头看笔

↓低头看笔

图 2-96　凝视稳定性测试

测试方法：

■ 被测试者坐位，直立上半身，注视正前方的一个点，如测试者手中的工具（如笔）；

■ 要求在缓慢低头、抬头或左右转动头部时，一直直视正前方的点。

测试结果：

若在视觉范围内，头部移动的过程中，无法一直把目光直视在该点上，目光出现偏离，或出现头晕、视力模糊的情况，可能存在颈部感觉运动控制障碍。

姿势稳定性测试

测试方法：

■ 单腿站立，一脚屈膝抬起，身体直立，非支撑腿不能并靠支撑腿借力，两手向外打开；

■ 第一次睁开眼睛进行，第二次闭上眼睛进行；

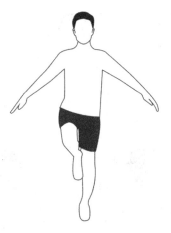

图 2-97　姿势稳定性测试

■ 以被测试者跳动，或非支撑腿落下为结束；

■ 记录左右腿时间，分别测试两次，记录最高时间。

注意：场地要平整，测试时旁边要有人保护，避免摔伤。

测试结果：

（1）至少保持平稳 30 秒，最好是超过 1 分钟。

（2）若期间出现小幅度前后摇晃，或难以抑制的身体摆动，说明可能存在本体感觉受损，颈部感觉运动控制障碍的问题。但由于膝、踝关节损伤，或者臀部力量不足也容易导致单腿站立时身体摇晃的情况出现，这里仅是"可能"存在问题。

四、本体感觉训练

在颈部的本体感觉能力恢复训练中，除了需要进行以下专项本体感觉训练，也不能忽略颈部深层肌肉力量的强化，包括颈深屈肌群与颈伸肌群中的深层肌肉（这部分内容可在本章第四节找到）。颈部本体感受传入信息的主要来源是颈部深层肌肉内的肌梭（一种本体感受器）。颈部深层肌肉弱化会影响到颈部本体感受能力。也有不少研究发现，强化颈部深层肌肉，有利于改善本体感觉能力。[14, 22]

在进行以下训练时，如果不知道头部往哪个方向旋转的话，建议选择会让自己产生最多症状的方向或者最困难的移动方向小幅度开始训练。例如：头往左侧旋转时，容易产生头部不稳定的感觉，可以优先从左侧旋转10度、20度、40度等方向开始训练。当然，前提是产生的症状不会持续很久，也不会让第二天的症状更重。

另外，若自己的颈椎病症状（如手麻、颈椎疼痛），很容易因为头部的活动而加重，可以暂时不做以下训练。

（一）专项本体感觉训练

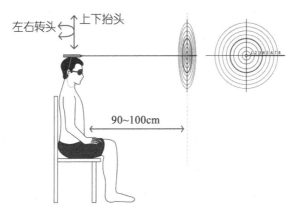

图 2-98 颈椎本体感觉训练

动作要点：

■ 训练前的准备跟测试方法是一致的，如：

● 在头顶固定激光笔，并把激光笔打开；

● 在墙上粘好画有靶心的纸（可从网上下载打印），靶心的高度与坐下时头戴的激光笔高度一致；

● 坐在离靶心约 90~100 厘米的椅子上；

● 颈椎处于中立位，激光正对靶心，目视正前方，此为起始位置；

● 头部缓慢往一侧旋转某个角度后闭上眼睛，然后尽可能准确地返回起始位置停下（此过程需一直闭眼）。

■ 不同之处在于：

● 除了向一侧旋转，头部还可往其他方向（如抬头、低头、左左右侧弯头部）移动，比如改成先抬头 20 度后闭上眼睛，再尽可能准确地返回起始位置停下（此过程依旧需要一直闭眼）；

● 回到"起始位置"后，再睁开眼睛观察与第一次的起始位置距离有多远；

● 可每天训练 3~5 分钟，或一天 2~3 组，每组 3~10 次。

注意：

（1）在运动过程中，由于本体感觉障碍，可能会出现肌肉抽搐、振动、头晕或不稳定的感觉。如果这些感觉不会长时间持续，可以继续该训练。

（2）在运动过程中，仅是头颈部活动，上半身是基本保持不动的。

（3）若觉得上面的训练简单，能轻松返回正确的颈椎中立位起始位置，可以使用进阶版训练：

a.方法一：头部活动范围增加，由20度逐步增加到40度、60度再返回起始位置，例如：把旋转头部20度，改成旋转头部40度。

b.方法二：把闭上眼睛后返回颈部中立位起始位置的要求，改成返回头部旋转20度、40度或60度的位置，如返回左转头部20度的位置。

c.方法三：把靶心调高与视线平行，从坐位改成站立位进行，例如：双腿站立在地板上，双腿站立在软枕头（或10厘米厚的泡沫软垫）上，单腿站立在地板上，单腿在站立在软枕头（或10厘米厚的泡沫软垫）上。

d.方法四：用头部顶着激光在墙上画"8"字、画正方形等图案，或者用激光笔玩走迷宫的游戏，如图2-99所示。

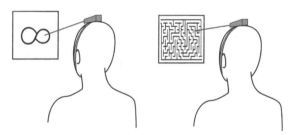

图2-99　专项本体感觉训练进阶版

（二）其他颈部感觉运动控制训练

平稳跟踪训练

动作要点：

■ 坐位，直立上半身，让颈椎处于中立位；

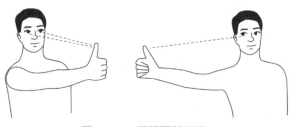

图 2-100　平稳跟踪训练

■ 手臂向前伸直，竖起大拇指，让手臂从正前方缓慢移动到另一边；

■ 其间保持头颈部不动，目光跟随大拇指移动；

■ 换另一侧手臂重复动作；

■ 可每天训练 3~5 分钟，或一天 2~3 组，每组 3~10 次。

注意：

（1）在运动过程中，可能出现头晕或视力模糊的感觉。如果不会长时间持续该症状，可以继续该训练。

（2）若觉得上面的训练简单，可以使用进阶版训练：

a.方法一：在头部向一侧旋转30度或45度的情况下进行，如图 2-101 所示。

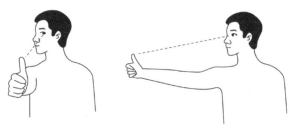

图 2-101　平稳跟踪训练进阶版

b.方法二：从坐位改成站立位，如双腿站立在地板 / 不稳定平面上（如 10 厘米厚的泡沫软垫），或单腿站立在地板 / 不稳定平面上（如 10 厘米厚的泡沫软垫）。

凝视稳定性训练

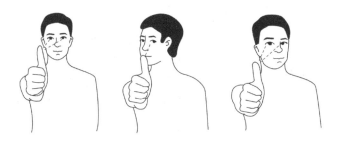

图 2-102　凝视稳定性训练

动作要点：

- 坐位，直立上半身；

- 手臂向前伸直，竖起大拇指，让手臂从正前方缓慢移动到另一边；

- 其间头部可缓慢向上下左右等方向移动，但目光需一直直视正前方的大拇指；

- 换另一侧手臂重复以上动作。

- 可每天训练 3~5 分钟，或一天 2~3 组，每组 3~10 次。

注意：

（1）在运动过程中，可能出现头晕或视力模糊的感觉。如果不会长时间持续该症状，可以继续该训练。

（2）若觉得上面的训练简单，可以使用进阶版训练：

a. 方法一：可让躯干旋转 30 度或 45 度后再去进行该凝视稳定性训练，如图 2-103 所示，在躯干旋转 30 度左右，进行低抬头的凝视稳定性训练。

b. 方法二：从坐位改成站立位，如双腿站立在地板 / 不稳

175

定平面上（如10厘米厚的泡沫软垫），或单腿站立在地板/不稳定平面上（如10厘米厚的泡沫软垫）。

c.方法三：增加难度，可从注视拇指，改成手握纸片注视纸片内的某个"字词"，或者在条纹背景下进行。

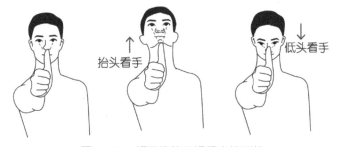

图 2-103　躯干旋转凝视稳定性训练

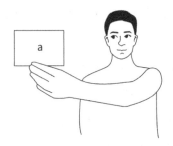

图 2-104　手握纸片凝视稳定性训练

姿势稳定性训练

动作要点：

- 站立位，打开双手在身体两侧，闭上眼睛；
- 上半身保持挺直，左脚站立不动，右脚抬高到45~90度；
- 维持这个姿势直到开始失去平衡，睁开双眼；
- 回到站立位，重复另一边；
- 目标：通常根据测试结果设定目标。如果你能够闭眼单腿站立保持 20 秒，那么下一阶段的目标是 30 秒，逐步增加到 60 秒。

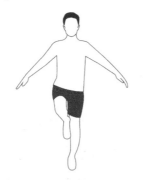

图 2-105　姿势稳定性训练

注意：

（1）在运动过程中，可能出现头晕或视力模糊的感觉。如果不会长时间持续该症状，可以继续该训练。

（2）若觉得上面的训练简单，可以使用进阶版训练：

a. 方法一：改变站立的平面，如站在 10 厘米厚的泡沫软垫上。

b. 方法二：从静止的站立，改成动态的步行。像是在保持步行方向的前提下，步行过程中头部上下左右旋转，或者与别人进行抛接球的活动。

第七节　怎么选择适合自己的运动康复方案?

在前面的内容，我们介绍了不少用来锻炼颈椎缓解症状的运动与相关的测试方法。或许，随着对颈椎病运动康复的了解，大家可能反倒不知道从何下手，不知该怎么选择适合自己的运动康复方案。本节内容来回答这个问题，系统说明如何确定一个适合自己的运动康复方案。

一、常规专业评估

通常情况下，运动康复方案是由专业的物理治疗师 / 康复治疗师制定。他们会根据患者的症状进行评估，再制定。评估过程中会涉及比较多的专业知识。接下来以评估为例，告诉大家如何一步一步得出运动康复方案。

首次进行评估时，常常会问患者以下问题：

- 具体在哪里感觉疼痛？麻烦用手指出具体疼痛的位置。
- 疼痛持续了多久？
- 什么情况下，疼痛会出现 / 加重？
- 什么情况下，疼痛会减轻？
- 疼痛会延伸到其他位置吗？如肩膀、手臂、手指、腿部。
- 疼痛类型是酸痛、刺痛，还是麻木？
- 如果让你为自己的疼痛度打分，0 分为一点也不痛，10 分为无法忍受，你会打几分呢？

除此之外，还需要询问以往的治疗情况，有没有其他疾病等信息。这里就不一一列出了。或许大家会觉得这些问题烦琐，但它们能告诉物理治疗师 / 康复治疗师很多信息，便于了解症状，例如：

- 疼痛的持续时间可以初步判断疼痛是急性还是慢性；
- 如果疼痛在低头时加重，可以考虑是否有颈椎间盘突出等因素（低头时，颈椎间盘后侧压力更大，突出物更容易刺激神经）；

- 如果疼痛在低头与抬头时均增加，可以考虑是否有颈椎椎管狭窄等因素（颈椎椎管直径会在低头与抬头的时候变小）；
- 从疼痛延伸的位置可以初步判断疼痛是由神经根受压还是脊髓受压引起的；
- 酸痛可能有肌肉损伤或过于紧绷的因素，刺痛与麻木可能需要考虑神经受压的情况；
- 疼痛的评分可以初步说明疼痛的严重程度。

询问这些问题，是主观评估的内容。问题的答案是患者主观判断后给出的，有可能因为心理压力等问题夸大严重程度。而且这并不像进行数学加减乘除的计算，具有标准答案。为了增加评估的准确性，下面会加入客观评估的内容，涉及单个或多个部位的测量、测试。

客观评估的第一步往往是观察（observation），也可以理解为体态评估，观察测量有无不良体态。有时，不良体态（头前倾）也会加重颈椎病症状。在颈椎病的体态评估中，常常要求被测试者站着，着重观察正侧背面的头颈肩部姿势。如果有不良体态，可能会进一步测量判断不良体态的严重程度。

然后，物理治疗师 / 康复治疗师会让被测试者做一些其他的测试，例如：

- 柔韧性测试，帮助了解记录颈椎的主动活动度，有无肌肉僵硬等问题；
- 肌肉力量测试，帮助了解记录颈肩肌肉的力量，尤其是深层肌肉力量有无弱化；

- 若有麻木等神经症状，还会加入神经系统的检查，判断麻木等症状是否与神经有关，具体由哪个部位引起；
- 本体感觉测试，帮助了解有无本体感觉功能障碍，特别是存在头晕、视线模糊问题的时候。

触诊，通常放在评估的最后阶段。例如：通过触诊颈肩周围的皮肤感受温度有无变化，会不会引起麻木的症状。若触诊的区域温度较周围皮肤的温度高，可能有炎症，不适宜使用热敷；若轻轻触碰皮肤会引起麻木的症状，可能神经较为敏感，运动康复初期可能很容易刺激麻木出现；触诊肌肉还可以发现颈肩位置的肌肉有无压痛点、痉挛等。这些信息可以帮助物理治疗师/康复治疗师制定适合的运动康复方案。

评估完成后，物理治疗师/康复治疗师会结合影像学检查信息辅助判断，分析症状出现/加重/缓解的因素，提供对应的运动康复方案。毕竟，哪怕影像学检查信息一致，也都属于神经根型颈椎病，都是颈椎疼痛伴有手指麻木，症状出现或加重的因素既可能是颈椎间盘突出刺激神经，又可能是肌肉柔韧性下降、肌肉紧张僵硬，或二者综合导致。这也是为什么评估里面会涉及柔韧性测试。例如：柔韧性测试中发现柔韧性下降，且测试过程中会产生平时的症状，在运动康复方案中会加入对应的肌肉拉伸运动。反之，柔韧性测试结果正常，运动康复方案或许不会涉及很多肌肉拉伸运动，而会侧重肌肉强化运动。

二、简化评估与运动康复方案制定

看到这里，大家可能觉得评估似乎挺复杂的，会有疑虑：

作为普通人，能不能自己去运动康复呢？

关于评估与运动康复方案的制订，有条件的话最好是找专业的物理治疗师/康复治疗师评估、制订。假设找不到专业人员，可以尝试运用本书学到的知识，进行简化版评估、制订运动康复方案。

（一）标注症状的位置范围

一些长期颈椎疼痛的朋友，可能会因为疼痛的时间太长，对疼痛的位置范围的变化没有那么敏感。如此，哪怕自己已经运动康复一段时间，也可能会因对疼痛的变化不敏感，而不知道是否有所好转。

因而，第一步是把近期（一周内）症状（包括疼痛与麻木）的位置范围在图 2-106 上标注下来，并注明标注时间。一到两周后再重新标注一次近期症状与之前的记录进行对比。

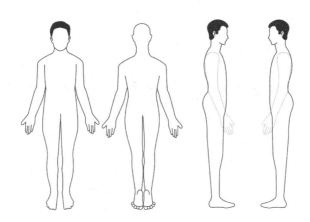

图 2-106　症状的位置范围

（二）列明症状详细信息

把近期（一周内）的症状信息写下来，有助于更全面地分析症状，了解平时没有注意到的细节，及时规避让症状出现或加重的因素。然后，在 1~2 周后再次列明，能够对比信息了解有无好转。下面我会示范如何填写使用该表格。

注意，如果具有以下症状，疾病原因可能相对复杂，希望在物理治疗师 / 康复治疗师评估指导下进行运动康复。

- 看东西有重影
- 视线模糊
- 说话或吞咽困难
- 经常耳鸣或听力受到干扰
- 突然晕倒或失去知觉
- 恶心
- 面部出现麻木或刺痛感
- 呼吸困难
- 大小便失禁

表 2-1　症状信息表

填写时间	2021-03-04	
现在的症状 （注明症状的位置）	颈椎后侧酸痛与右侧肩部刺痛	注：如果症状出现或加重的情况是不一样的，可分开写，如把右侧肩部疼痛感另起一列
症状的总持续时间 （从首次出现到现在的时间）	约 6 个月	注：如果疼痛突然出现并且总持续时间达到 48 小时，一般属于急性疼痛，需要避免大幅度与高负荷的动作

填写时间	2021-03-04	
什么情况下，这个症状出现或加重（如果保持一个动作会出现症状，需注明保持多长时间后出现）	低头 10 分钟，颈部向右侧侧弯	注：在运动康复初期，我们需要避免或减少让症状出现或加重的行为。中后期可以根据自己的情况在不加重症状的前提下适量加入一些低头、侧弯伸展的动作
该症状每次持续时间	30 分钟	
该症状会有所缓解的情况	抬头 2 分钟，按摩推拿颈肩部	注：有时，我们可以根据缓解的因素选择类似的动作。例如：抬头会舒适，可以考虑颈椎后伸的伸展运动；按摩推拿颈肩部会缓解，可以考虑加入颈肩部的拉伸放松运动
该症状相比之前发生的改变：缓解 / 加重 / 没有	缓解	注：若是对比之前"加重"，则需要注意运动康复过程中症状的变化。若运动中不适，最好寻求专业的物理治疗师 / 康复治疗师评估、制订方案
疼痛症状	请详细描述疼痛类型（酸痛 / 胀痛 / 烧灼痛 / 刺痛 / 放射性疼痛，还是其他类型的疼痛）	颈椎后侧酸痛，右侧肩部刺痛	注：有时，不同类型的疼痛产生的原因会不一样。酸痛、胀痛多数考虑肌肉的问题，后续需重点注意颈肩的柔韧性与力量测试；刺痛、放射性疼痛多数考虑神经的问题，后续可以考虑加入神经拉伸运动
	请您为自己的疼痛度打分（0 分为一点儿也不痛；10 分为无法忍受）	颈椎后侧酸痛 4 分，右侧肩部刺痛 3 分	注：这个评分主要用于后期好转程度对比，根据自己的感受打分即可。若评分大于 7 分，疼痛程度较重，选择初期运动务必避开高负荷高强度的动作以免进一步加重疼痛
一个月康复目标（希望达到的初步效果）	能够低头伏案工作 30 分钟不会出现明显疼痛，颈部向右侧侧弯时不会出现右侧肩部刺痛	

（三）体态评估

完整的体态评估要从头到脚详细观察每一个部位的位置。简化版的评估中，我们可以着重看头、颈、肩部姿势。自己评估的时候，可以自然站立让别人从正面、背面、侧面拍摄照片。如图 2-107 所示，正面从鼻子到下巴画一垂线；背面从头部中间画一垂线与两侧肩膀画一水平线；侧面从耳朵往下画一垂线。

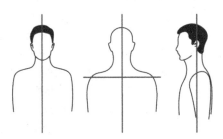

图 2-107　头、颈、肩部正、侧、背面姿势

- **正面：重点看下巴是否与胸骨柄在同一直线上。若无，且下巴向右偏斜，可能左侧肌肉（如上斜方肌）稍紧，如图 2-108（B）所示。**

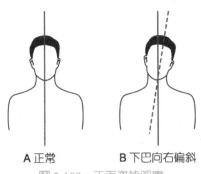

A 正常　　　　　B 下巴向右偏斜

图 2-108　正面姿势观察

- **背面：重点看头部是否会向一侧侧弯，两侧肩膀的高度是否一致。**

- 通常情况下，右利手的右侧肩膀会比左侧肩膀稍低一些，左利手则相反；
- 当右侧肩膀受伤或存在肌肉紧张的问题，右侧肩膀的上斜方肌或肩胛提肌可能会收缩，让右侧肩膀抬高，如图 2-109（B）所示。

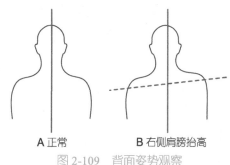

A 正常 　　　　B 右侧肩膀抬高

图 2-109　背面姿势观察

侧面：重点看耳朵是否与肩膀在同一直线上，若没有处于同一直线，可能存在头前倾，耳朵位于肩膀前面；圆肩，肩膀向前移动，脊柱后凸，胸背部曲线增加。另外，如果你发现自己有明显的头前倾与圆肩情况，可以进一步测量颅颈角与肩角度数。运动康复一个月后再重新测量对比，有助于检测自己体态有无改善，具体测量方法可在下一节"头前倾"的内容找到。

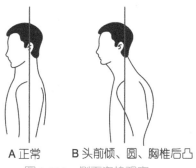

A 正常 　　B 头前倾、圆、胸椎后凸

图 2-110　侧面姿势观察

观察完这些姿势后，除了要把第一次拍摄的照片保留下来，并在旁边标注信息外，也可以根据观察的信息在表 2-2 中勾选最接近的体态。

表 2-2　头颈肩部姿势表

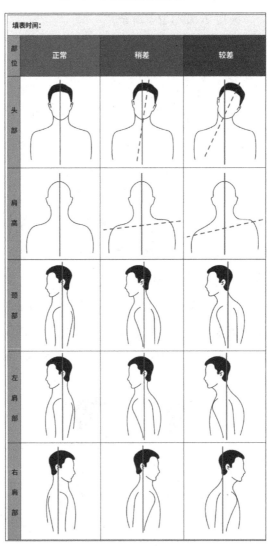

填表时间：			
部位	正常	稍差	较差
头部			
肩高			
颈部			
左肩部			
右肩部			

（四）呼吸、柔韧性、力量、本体感觉测试

接下来，我们可以开始呼吸、柔韧性、力量、本体感觉测试。具体的测试方法在前面的内容都提到过。重点是把测试后的结果统一写在表格上，以便综合分析，如表 2-3 所示。

表 2-3　柔韧性、力量、本体感觉测试表

姓名：	测试时间：
呼吸方式辨别	**测试结果**
	胸式呼吸 **腹式呼吸** ■ 若为胸式呼吸，且非重症病人，需考虑调整为腹式呼吸。
柔韧性测试	
测试内容	**测试结果**
	点头幅度： 是否伴随疼痛： 是否感到颈后侧肌肉紧张： ■ 点头幅度 一般为 5 度，且不会伴随疼痛； ■ 若无法做到"点头"，或感觉颈后侧（靠近后脑勺的位置）肌肉较为紧张僵硬，说明上颈椎屈曲柔韧性不足，可能存在颈后伸肌群，特别是枕下肌群柔韧性不足的情况
	低头时下巴距离前胸部的手指空间： 是否伴随疼痛： 是否由下巴带动完成低头动作： ■ 嘴巴合拢时，下巴通常能碰到前胸部或者距离前胸大概有 2 个手指宽度的空间； ■ 若超出 2 个手指宽度的空间，说明下颈椎屈曲柔韧性不足，可能存在颈后伸肌群（如头最长肌、头半棘肌和头夹肌）柔韧性不足的情况； ■ 若低头由下巴带动完成（如先伸出下巴再低头）而非从鼻子开始带动，可能存在颈深屈肌群无力的情况

姓名：	测试时间：
	前额与鼻子平面是否与天花板平行： **枕骨下方到第七颈椎的手指空间**： ■ 通常，前额与鼻子的平面是几乎与天花板平行或者枕骨下方到第七颈椎存在 1~2 个手指宽度的空间； ■ 如果颈后剩余空间远远超过 1~2 个手指宽度），说明颈椎后伸柔韧性不足，可能存在颈屈肌群柔韧性不足的问题
	颈侧弯空间（左）：　　是否伴随疼痛： 颈侧弯空间（右）：　　是否伴随疼痛： ■ 通常，侧弯一侧肩部与侧脸之间具有 3~4 个手指宽度； ■ 若多于 4 个手指宽度，或做"耳朵向肩膀靠近"动作感觉侧面肌肉紧绷，甚至出现肩膀主动上抬靠近耳朵的情况，颈椎侧弯柔韧性可能不足，可能存在上斜方肌等肌肉柔韧性不足的问题
	颈旋转空间（左）：　　是否伴随疼痛： 颈旋转空间（右）：　　是否伴随疼痛： ■ 通常，下巴不一定要达到和肩膀同一平面的位置，颧骨与墙壁之间可以有 2~3 个手指宽度的空间； ■ 若多于 3 个手指宽度，说明颈椎旋转柔韧性可能不足，可能存在胸锁乳突肌、上斜方肌等肌肉紧绷的问题
A　　B　　C	若上面 4 个测试部分没有达标，建议针对没有达标的测试加入具体角度测量。这样看出与正常标准的差距，再次测试后也便于看出是否有好转。 屈曲：　　后仰： 侧弯（左）：　　侧弯（右）： 旋转（左）：　　旋转（右）：

姓名：	测试时间：
	正常站立时，T2 棘突到 T12 棘突的脊柱长度： 向前屈曲时，T2 棘突到 T12 棘突的脊柱长度： 二者长度差异： ■ 正常情况下，长度差异在 2.7 厘米以内
	正常站立时，C7 棘突到 T12 棘突的脊柱长度： 向后伸展时，C7 棘突到 T12 棘突的脊柱长度： 二者长度差异： ■ 正常情况下，长度差异在 2.5 厘米以内
	双手手臂是否平放在床面上： 肩胛骨是否平贴在床面上： ■ 正常情况下，做此动作，双手手臂可以平放在床面上； ■ 若手臂无法平放在床面或肩胛骨无法平贴在床面上，可能是胸大肌、胸小肌或背阔肌柔韧性不足
	两手指间距离（厘米）： ■ 手指间距超出 5.08 厘米（2 英寸），可能背部（如斜方肌、背阔肌）、颈部（胸锁乳突肌）或肩部（如三角肌）的肌肉柔韧性不足，导致活动受限

力量测试	
测试内容	**测试结果**
	保持时长（秒）： 达标：男性 40 秒，女性 30 秒；若低于该时长，说明颈深肌群耐力可能不足； 若在下巴回缩、头颈部不晃动的情况下，无法保持 10 秒，说明颈深肌群力量可能不足

姓名：	测试时间：
	保持时长（秒）： ■ 最好能够保持30秒（尤其是年轻的患者）若在10~30秒之间，说明颈后伸肌群耐力可能不足 ■ 若少于10秒，说明颈后伸肌群（特别是枕下肌群）的力量可能不足
	保持时长（秒）： ■ 最好能够保持20 ~ 25秒（尤其是年轻的患者）若少于10秒，说明颈侧弯肌肉力量可能不足
	保持时长（秒）： ■ 最好能够保持超过60秒，若低于60秒，背部肌肉（如下斜方肌）耐力/力量可能不足
	保持时长（秒）： ■ 最好能够保持超过60秒，若低于60秒，背部肌肉（如菱形肌）耐力/力量可能不足

本体感觉测试	
测试内容	测试结果
	差异（厘米）： ■ 测试过程中，由于本体感觉障碍，被测试者可能会出现肌肉抽搐、震动、头晕或不稳定的感觉； ■ 差异超过7.1厘米可能存在本体感觉障碍

（五）综合分析制订运动康复方案

做完一系列测试，填完上述资料，结合之前主治医生的建议，相信大家应该会对自己的情况会有基本了解，知道运动康复方案的大致范围。

举个例子，患者 A，30 岁男性，被诊断为神经根型颈椎病，表现出颈椎疼痛，伴有右侧食指与无名指背面末端靠近指甲的区域麻木。颈椎 MRI（核磁共振）检查为 C5/C6 椎间盘向右后方突出。在一轮测试中，发现以下问题：

- 低头时颈椎与手指症状加重，抬头或按摩放松颈肩时症状会有所减轻；
- 体态评估：具有头前倾的不良体态，颅颈角为 40 度；
- 柔韧性测试：
- 下颈椎屈曲测试，下巴虽能在低头时触及前胸部，但觉得颈椎后侧（尤其是上颈椎后侧）具有明显的拉扯感；
- 颈椎右侧侧弯测试，肩部与侧脸之间多于 4 个手指宽度，后续补充侧弯角度测量，右侧侧弯角度为 30 度，左侧为 40 度；还发现右侧侧弯时会伴有右侧食指轻微麻木。
- 力量测试：颈深屈肌群耐力测试时长为 25 秒；130 度抬肩左右手均为 30 秒；
- 本体感觉测试：差异为 8 厘米。

由此，我们会发现患者 A，存在头前倾，颈椎的柔韧性、力量/耐力与本体感觉能力欠佳的问题。这些问题有可能是患者 A 症状出现或加重的原因。因而，运动康复方案会从这些方面制订：

- 针对柔韧性欠佳的问题，可选择枕下肌群拉伸运动、上斜方肌拉伸运动、肩胛提肌拉伸运动；
- 针对力量/耐力欠佳的问题，可选择颈深屈肌强化运动、肩背肌肉强化运动；
- 针对本体感觉能力欠佳的问题，可加入本体感觉训练；

- 针对头前倾问题，加入对应的运动训练，可在本章第八节内容找到；
- 由于确诊为神经根型颈椎病，且有明显的神经受压症状（手指麻木），可尝试加入神经伸展运动；
- 还需加入健康教育指导内容，如学习日常工作生活中正确的姿势，学习如何挑选合适的枕头等。

以上是患者 A 运动康复方案的大致范围。下一步，我们需要细化运动康复方案，例如：单个运动每天要做多少次，何时需要升级增加难度。

三、运动康复方案的细化

运动康复方案的细化，主要是解决以下三个问题：

- 运动种类，重点进行哪一类运动？
- 运动量，具体需要做多少次？
- 运动改善后，何时应该停止 / 降阶 / 升阶运动？

（一）运动种类

按照运动作用分类，大致可分为肌肉拉伸运动（增加柔韧性）、肌肉强化运动（提高稳定性）、神经伸展运动（降低敏感性）与本体感觉训练（增强控制力）。

至于需要重点进行哪一类运动，得看评估的信息。打个比方，考试中哪门科目特别差，重点补哪门。

若是在评估中发现颈椎柔韧性下降明显，颈肩肌肉十分僵硬，则需要加入重点进行肌肉拉伸运动。但在第一次进行拉伸时，不需要强调特别明显的拉伸感，轻度拉伸感即可。同时需要注意，有时候肌肉变得僵硬紧绷，柔韧性下降是为了弥补颈椎稳定性不足的问题。再者，颈椎不稳定也容易让某些肌肉被过度使用来稳定颈椎，反倒变得紧张起来。也就是说，某种程度上，肌肉的柔韧性与力量是相辅相成的。当同时发现颈椎柔韧性差与力量弱的问题，初期需要重点进行肌肉强化运动，辅之少量肌肉拉伸运动。中后期，随着肌肉力量的上升逐步增加肌肉拉伸运动。

另外，若是在评估中还发现明显的手麻等神经受压症状，可以考虑在第二周适应当前运动强度后，加入神经拉伸运动降低敏感性，缓解手麻等症状。因为神经拉伸运动也会有可能刺激手麻出现，推荐在颈肩适应一定运动量之后加入。若是在评估中发现头晕的症状，且头晕症状会在本体感觉测试中出现，则需考虑在首周的运动康复方案中加入本体感觉训练。或者放在进行肌肉强化运动后 1~2 周。因为颈椎深层肌肉力量弱也会影响到本体感觉能力。

说回患者 A，由于其颈椎柔韧性与力量耐力均偏差，在运动康复方案的选择上，第一周可以同时进行低强度的肌肉强化运动与轻度拉伸感的肌肉拉伸运动。而后逐步加入其他的训练。

（二）运动量

一般而言，为了避免过量运动加重症状，给予身体一定时间适应运动（尤其是对于经常不运动的朋友），首次运动康复方案通常会推荐选择 5 个运动。

其中，运动量的多少又与运动目的相关。

对于肌肉强化运动，首次运动康复方案一般推荐单个运动每天进行 3 组，每组重复 10 次，共 30 次。但每个人的情况是不一样的。根据前面内容提及的肌肉强化三原则（超负荷原则、特异性原则、可逆性原则），单个运动的运动量需要根据运动目的调整。例如：当运动目的是为了提升肌肉耐力，那么需要逐步增加运动次数，比如把每组重复 10 次，更改为重复 15~20 次。同时，最好是能够把 3 组运动放在同一段时间进行，而非分成早、中、晚三个时间段完成。当运动是为了提升肌肉力量，那么需要逐步增加运动阻力，而非只增加运动次数，比如像仰卧颈部屈曲运动第一、二、三阶利用重力因素增加运动阻力。

对于肌肉拉伸运动，首次运动康复方案一般推荐单个运动每天进行 3 组，每组重复 10 次，每次保持 10 秒。而后随着肌肉柔韧性的提升，拉伸感可能会没有一开始那么强烈，我们可以增加拉伸保持时间减少拉伸次数，延长到 20~30 秒，单个运动仅重复 2~4 次。

对于神经伸展运动，为避免过度伸展神经，以致增加神经敏感性，通常单个运动重复次数会被限制在 10 次。

像患者 A，首次运动康复方案可以这样设计。

表 2-4　首次运动康复方案

运动类型	运动名称	运动量	运动感受
肌肉拉伸	上斜方肌拉伸运动	一天 3 组，每组 10 次，每次 10 秒（或简写成 3×10×10s）	首次运动过程中： 运动后 1 周：
肌肉拉伸	枕下肌群拉伸运动	3×10×10s	首次运动过程中： 运动后 1 周：
肌肉拉伸	肩胛提肌拉伸运动	3×10×10s	首次运动过程中： 运动后 1 周：

运动类型	运动名称	运动量	运动感受
肌肉强化	颈深屈肌激活与仰卧颈部屈曲运动第一阶	一天 3 组，每组 10 次（或简写成 3×10）	首次运动过程中： 运动后 1 周：
肌肉强化	菱形肌强化运动（基础版）	3×10	首次运动过程中： 运动后 1 周：
备注			运动后 24 小时内：

（三）运动改善

一个合适的运动康复方案是需要根据自身情况逐步调整的。运动调整大致会在 3 个时间点。

A. 首次进行运动的过程中

即便我们完全按照简化评估后，甚至是由专业人员评估后制订的运动康复方案进行，也依旧有可能出现"当前方案"不是很合适的情况。所以，在首次进行运动的时候，需要在表 2-4 记录运动感受，是减轻不适还是加重不适。如果出现症状加重的情况（如颈椎疼痛不适增加），需要对当前运动进行调整，如减少保持时间 / 运动幅度 / 运动次数，甚至暂停该运动。

B. 完成运动后的 24 小时内

完成运动后的 24 小时内，也是需要观察症状有无增加。对于前期长时间卧床休息的朋友，完成运动后是有可能出现一些不适的。此时，我们需要辨别这些不适是运动后带来的肌肉疲劳感，还是原有的症状加重。对于前者，我们可以适当减少当天的运动量，例如每组 10 次改为每组 5~8 次，也可以尝试在不适疲劳的区域冰敷 15 分钟。对于后者，如果减轻运动量后依旧无法改善症状，我们需要调整整个运动康复方案，把容易刺激颈椎的运动（如颈部活动幅度大或压力大的运动）撤下来，改成更温和的方法。像是患者 A，可以把上述三个拉伸运动，暂时改成温和的按揉放松。

C. 完成运动康复方案 1~2 周后

此时的运动调整，主要针对是否需要把当前运动康复方案升阶 / 降阶。通常，在坚持运动 1~2 周左后，身体会逐渐适应运动刺激，觉得完成这些康复运动变得十分轻松。这个时候，我们可以重新测试在首次评估中不达标的内容，记录症状范围与其他信息，对比首次评估内容了解症状是否改善。当然，更多人可能不会在第 1 周出现明显的症状改善。但仍可以根据自己的运动情况调整改善运动康复方案，如：

- 运动没有难度，可升阶运动；
- 运动仍有难度，可重复原有方案 1 周或仅升阶没有难度的运动；
- 症状出现加重，可降阶当前运动，或停止当前运动去寻求专业医务人员帮助。

举个例子，朋友 A 运动一周后，总体感觉主要在颈肩疼痛度似乎有点减轻，其余无明显改善，表 2-5 为运动感受，所有运动无不良反应，感觉轻松。

表 2-5　首次运动康复方案运动感受

运动类型	运动名称	运动量	运动感受
肌肉拉伸	上斜方肌拉伸运动	一天 3 组，每组 10 次，每次 10 秒（或简写成 $3 \times 10 \times 10s$）	首次运动过程中：拉伸感明显，但无不良反应；运动后 1 周：轻松完成

运动类型	运动名称	运动量	运动感受
肌肉拉伸	枕下肌群拉伸运动	$3 \times 10 \times 10s$	首次运动过程中：无不良反应； 运动后 1 周：轻松完成
肌肉拉伸	肩胛提肌拉伸运动	$3 \times 10 \times 10s$	首次运动过程中：无不良反应； 运动后 1 周：轻松完成
肌肉强化	颈深屈肌激活与仰卧颈部屈曲运动第一阶	一天 3 组，每组 10 次（或简写成 3×10）	首次运动过程中：无不良反应； 运动后 1 周：轻松完成
肌肉强化	菱形肌强化运动（基础版）	3×10	首次运动过程中：无不良反应； 运动后 1 周：轻松完成
备注			运动后 24 小时内正常，无不良反应

对此，可把原有运动康复方案升阶，补充其他训练内容，如神经伸展运动，如表 2-6 所示。

表 2-6　运动康复方案升阶

运动类型	运动名称	运动量	运动感受
肌肉拉伸	上斜方肌拉伸运动	一天 4 次，每次 20~30 秒（或简化写成 $4 \times 20 \times 30s$）	首次运动过程中： 运动后 1 周：
肌肉拉伸	枕下肌群拉伸运动	$4 \times 20 \times 30s$	首次运动过程中： 运动后 1 周：
肌肉拉伸	肩胛提肌拉伸运动	$4 \times 20 \times 30s$	首次运动过程中： 运动后 1 周：
肌肉强化	仰卧颈部屈曲运动第二阶	一天 3 组，每组 10 次（或简写成 3×10）	首次运动过程中： 运动后 1 周：
肌肉强化	菱形肌强化运动（升级版 1）	3×10	首次运动过程中： 运动后 1 周：
肌肉强化	下斜方肌强化运动（基础版）	3×10	首次运动过程中： 运动后 1 周：

续表

运动类型	运动名称	运动量	运动感受
神经伸展	正中神经滑动活动	3×10	首次运动过程中： 运动后 1 周：
备注			运动后 24 小时内：

第八节　存在这些问题，如何调整运动康复方案？

　　本节内容主要针对颈椎病中经常出现的问题（如颈椎生理曲度变直、颈椎椎管狭窄等），说明运动康复的重点。大家可以根据这些信息，结合评估结果去调整自己的运动康复方案。例如：头前倾的问题往往会存在上斜方肌与胸肌肌肉僵硬，柔韧性不足的问题，如果评估中同样发现这方面问题，那么在运动康复方案上需要加入对应的拉伸运动。反之，如果评估中柔韧性正常，那么也可把拉伸运动延后进行或不做。

一、颈椎生理曲度变直

　　颈椎生理曲度发生改变，既可以由外伤撞击导致颈椎不稳定引起，也可以由生长发育的问题或者长期不良姿势导致。前两个原因涉及的因素较多，最好在专业物理治疗师 / 康复治疗师指导下进行。本节内容主要针对非外伤非生长发育引起，与长期不良姿势（尤其是头前倾姿势）有关的颈椎生理曲度改变。这部分的改变通常会使颈椎生理曲度变直。举个例子，在头前倾姿势中，随着头部越发向前，下颈椎的前凸曲度也会随之减少，如图 2-111 所示。在检查出颈椎生理曲度变直后，如果同时还具有头前倾问题，需要考虑加入头前倾康复方案。

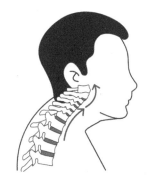

图 2-111　头前倾颈椎曲度变化

回到颈椎生理曲度变直的康复方案，它主要包括运动康复与健康教育指导两方面。

（一）颈椎生理曲度变直运动康复

主要为颈部深层肌肉强化运动（特别是颈后伸肌群的强化）与颈椎曲度恢复运动。前者，可以在肌肉强化运动的章节找到。下面介绍几个常用的动作。

颈椎后伸等长收缩运动

有一项小型研究发现，进行 3 个月颈椎后伸等长收缩运动，颈椎前凸曲度与疼痛均有所改善。[25] 等长收缩运动，可以理解为在肌肉收缩的过程中，肌肉长度没有变化。举个例子，握紧拳头保持 10 秒，实际上在 10 秒钟手指并没有屈伸移动。

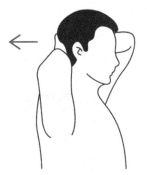

图 2-112　颈椎后伸等长收缩运动

动作要点：

■ 坐位或站立位，直立上半身，下巴微微回缩，尽可能让耳朵与肩膀位于同一直线；

■ 手掌放在头部后侧，并向前发力推头部；

■ 同时头颈部顶住手部的压力，保持头部不动 5~10 秒；

■ 整个过程中，头颈部的肌肉仅是收缩，不会让头颈部产生运动。

注意：

（1）建议在进行对抗运动前，先去进行本章的深层肌肉激活与强化，避免力量不足加重症状。

（2）避免对抗压力过程中耸肩，身体向一侧倾斜。

（3）施加压力不宜过大，适中即可。

（4）若运动过程中产生不适，可减少保持时间，并在动作之间稍作休息。

颈椎曲度恢复运动

颈椎后伸的情况下，颈椎曲度会明显增加。所以很多颈椎曲度恢复会涉及颈椎直接后伸，如颈部辅助舒展运动。

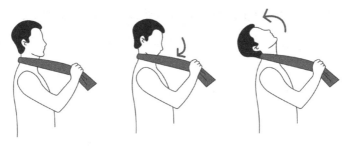

图 2-113　颈椎辅助舒展运动

动作要点：

■ 坐位或站立位，直立上半身；

■ 让弹力带绕过颈中部后侧固定颈椎，并双手握住弹力带两端；

■ 下巴微微回缩，尽可能让耳朵与肩膀位于同一直线；

■ 保持下巴回缩，缓慢向后抬头，同时双手向前微微用力拉紧弹力带；

■ 保持 5~10 秒；

■ 其间，在弹力带固定的作用下，由于颈椎会产生小幅度活动，该动作也有放松颈椎的效果。

注意：

（1）没有弹力带，可用毛巾代替。

（2）若有颈椎不稳（如颈椎椎体滑脱）的情况，不宜进行该动作。

（3）若运动过程中产生头晕等不适，在减少动作幅度与动作时间的情况下仍无法缓解，需暂停该动作。

（4）若没有不适，可把颈部分为上中下三段，让弹力带根据固定颈椎的节段调整牵拉的角度，如图 2-114 所示：

a.固定在颈椎上段时，需举高弹力带，斜上方拉紧弹力带；

b.固定在颈椎中段时，弹力带几乎与地面平行，水平拉紧弹力带；

c.固定在颈椎下段时，需放低弹力带，斜下方拉紧弹力带。

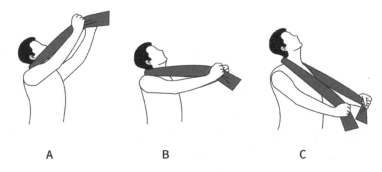

A   B   C

图 2-114　颈部辅助舒展运动细节

稍微补充一下，由长期姿势不良或长时间低头引起的颈椎生理曲度变直，颈肩背部的肌肉柔韧性与本体感觉能力也有可能受到影响。如果评估中发现此两项内容测试不达标，也需要加入对应的运动。

（二）颈椎生理曲度变直健康教育指导

健康教育的重点在于纠正不良姿势与避免长时间低头。前者可以在本书第三章找到对应的方法。如果你经常需要低头工作，我们可以学会设置提醒，例如：在手机上或者电脑前设置定时提醒，提醒自己每隔一小时稍微抬抬头或做一些拉伸运动放松颈椎。

"牵引"枕有恢复颈椎生理曲度的效果吗？

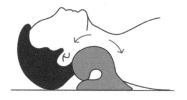

图 2-115　"牵引"枕

　　市面上的牵引枕头，通常是一个比较高的圆形颈枕。卖点之一是恢复变直的颈椎生理曲度。那么，它有没有这个效果呢？

　　颈部后伸时，颈椎曲度会变大。这类牵引枕头是通过高度让颈椎后伸，以致增加颈椎生理曲度。但这里有一些小前提，圆形牵引枕头大小适合，最高点恰好对着变直的颈椎节段，且不会过高。否则，曲度增加效果可能不明显。例如：变直的颈椎阶段在 C4~C6，但圆形牵引枕头最高点对着偏上的颈椎阶段 C2~C4，这样在 C4~C6 曲度改变或许不会很明显，甚至有可能由于枕头高度过高出现头前倾不良姿势（见图 2-116），反倒让 C4~C6 的曲度变直了。再者，这种枕头带来的曲度变化能否持久，会不会随着白天活动恢复以往"变直"的状态，还需要更多更深入的研究。

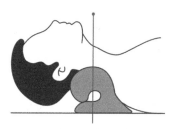

图 2-116　不合适的"牵引"枕

那么我们到底能不能使用这类枕头呢？如果你觉得更加舒服，是可以继续的，但不要使用它睡觉。如果出现负面效果（头晕、恶心、手麻等），最好停下来。当然，这毕竟只是一种辅助手段。我们也可以直接通过选择一个能够支撑好颈椎曲度的普通枕头，配合运动康复恢复颈椎生理曲度。

二、颈椎椎管狭窄症

颈椎椎管狭窄产生症状，主要跟椎管容积变小导致神经根/脊髓受压有关。其中，运动会影响到椎管的直径。[26] 颈椎椎管的直径在颈椎屈曲（低头）和颈椎后伸（抬头）时减小。另外，颈椎向后伸时，会让黄韧带（参与构成椎管的后壁）折叠，进一步减小椎管内的容积。因此，如果仅从颈椎椎管狭窄引起症状的角度考虑，在初期可以选择适度的卧床休息，不适合进行大幅度的颈椎屈曲与颈椎后伸运动，以及需要注重姿势纠正、避免长时间保持单一姿势增加神经根/脊髓压力。

导致颈椎椎管狭窄（容积变小）的原因（在本书第一章第三节内容提过）有很多，像是骨质增生、黄韧带肥厚、椎间盘突出或椎体向后滑脱等。不同的原因，运动康复的方向也会有些不一样的。

对于黄韧带肥厚引起的椎管狭窄，在运动康复上更需要慎重选择大幅度颈椎后伸运动。对于颈椎椎体向后滑脱、椎间盘突出引起的椎管狭窄，多数会伴有颈椎不稳定的情况，在运动康复上需重点加入提高稳定性的肌肉强化运动。同时，适度的拉伸运动，有助于减少肌肉僵硬，舒缓关节压力。大家也可以在不加重症状的前提下加入温和的拉伸运动。

注意，当颈椎椎管狭窄引起脊髓受压，出现下肢无力等症状，或者症状无法通过保守治疗缓解且一直恶化，需要考虑手术减压。

三、颈椎椎体滑脱

其实，由于腰部需要承受很多压力，脊柱椎体滑脱在腰部比较常见，较少发生在颈椎。当颈椎出现滑脱时，通常与颈部撞击外伤，关节炎，感染，或颈椎退行性改变有关系。它们会破坏脊柱稳定性，让颈椎椎体难以与邻近的椎体正确地对齐，以致出现椎体运动滑动。如果只看颈椎椎体滑脱这一结果，轻度颈椎椎体滑脱的朋友，在康复上须：

- 强调纠正不良姿势，避免不必要的压力让滑脱加重；
- 初期避开会加重症状的运动与日常活动，重度滑脱或须考虑佩戴颈托；
- 避免高冲击性活动（如跳跃），与少做对平衡能力要求高的活动（如在凹凸不平的小路上步行）；
- 重点加入稳定性训练，像颈肩肌肉强化运动；
- 适度加入肌肉拉伸运动，避免颈椎活动范围减少；
- 若选择手法治疗缓解疼痛，须选择温和的手法，而非快速振动类的手法；
- 若保守治疗无效，或伴有严重神经受压症状（如剧烈疼痛），须考虑手术。

当把造成颈椎椎体滑脱的因素考虑进去，康复重点会有些变化。例如：颈部撞击外伤（如骨折）引起的滑脱，初期会建议适当休息而非立刻开始颈部相关运动，但可进行其余部位（如肩背部菱形肌等）的低强度运动。某些疾病（如骨质疏松症、肿瘤或感染）引起的滑脱，需要先针对具体疾病进行治疗，也不一定要立刻进行颈部肌肉强化运动。颈椎退行性改变（如椎间盘退变）引起的滑脱，可以根据症状严重程度，逐步加入稳定性训练。

四、头前倾

（一）什么是头前倾？

在正常情况下，一个良好的头颈肩姿势，通常会是耳朵位于肩膀上方。在此姿势下，头部重量会平衡分布在颈椎上，也是颈部的压力最小化的姿势。

而头前倾，可理解为头部向前移动，位于肩膀前面的体态，如图 2-117 所示。

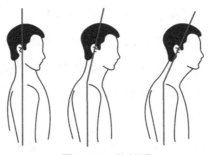

图 2-117　头前倾

有没有方法测量评估头前倾，可作治疗效果对比？

这里介绍两种常用测量方法。

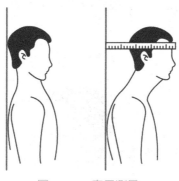

直尺测量

图 2-118 直尺测量

- 被测试者目视正前方，背靠墙站立，让肩胛骨与臀部贴近墙壁；
- 同时，双脚分开与肩同宽，膝关节保持伸直状态，足跟稍稍离开墙壁约 5~10 厘米；
- 理想情况下，手可以平放在腰部与墙壁之间，如果空间太大，可稍稍收紧腹部向后轻压；
- 如此，可尽量让背部处于中立位置；
- 最后，测试者用尺子从眼球的高度，测量后脑离墙的距离。

测试结果说明：

- 如果头部接触墙壁，且身体是自然站直，则可能没有头前倾姿势。

■ 反之，头部距离墙壁越远，头前倾姿势越明显，可记录
下后脑离墙的距离，一段时间后重新测量对比头前倾是
继续加剧还是有所改善。

注意：该测试可能会因为测试姿势的变化，或者其他体态
如驼背等影响造成误差。若要获得较为准确的数据，推荐使用
第二种方法颅颈角测量。很多研究者也是会使用第二种方法的
测量结果进行数据分析。

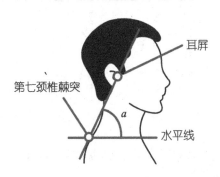

图 2-119 颅颈角测量

■ 被测试者站立位，目视正前方，推荐使用标记物（如小
的贴纸），贴在耳屏[1]与第七颈椎棘突[2]的位置，便于测
量显示角度；

■ 从侧面水平拍摄被测试者 3 张照片；

■ 拍摄完毕后，可用专门的软件分析角度，也可以打印或

----

① 耳屏：在耳孔前面尖端部分。

② 第七颈椎棘突：低头时，颈椎正中线上最突出的位置。很多人会把第七颈
椎棘突与第一胸椎棘突的位置搞混乱，其中能够随着摇头而左右摇动的为第七
颈椎棘突，几乎不动的为第一胸椎棘突。

自己直接使用图片编辑功能标注测量；

- 如图 2-119 所示，在第七颈椎棘突位置画一条水平直线，从第七颈椎棘突到耳屏画一直线；

- 两直线夹角 a 为颅颈角。

测试结果说明：

- 当头向前移动时，耳屏也会相对于第七颈椎棘突向前移动。也就是说颅颈角越小，头前倾姿势越严重。

- 虽然目前对于正常和异常颅颈角之间的界限还没有共识，但是一些医学研究，通常会把站立时颅颈角小于50度认为是头前倾。

有时，为了平衡头前倾的压力，身体可能也会自然出现"圆肩"的状态。这里补充一下肩角的测量方法。如果具有圆肩的情况，需要注意多做一些胸肌的拉伸运动与背部（如下斜方肌）的强化运动。

肩角测量

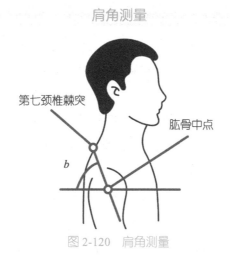

图 2-120　肩角测量

- 被测试者站立位，目视正前方，推荐使用标记物（如小的贴纸），贴在第七颈椎棘突与肩部肱骨中点的位置，便于测量显示角度；

■ 拍摄完毕后，可用专门的软件分析角度，也可以打印或自己直接使用图片编辑功能标注测量；

■ 如图 2-120 所示，从第七颈椎棘突到肩部肱骨中点画一直线，在肩部肱骨中点的位置画一条水平直线；

■ 两直线夹角 b 为肩角。

测试结果说明：

■ 与正常体态的朋友对比，长期圆肩的体态，肩角会比较小。

■ 研究把肩角小于 52 度的情况，认为是圆肩。[27]

（二）头前倾有哪些影响？

事实上，头前倾的姿势不仅对颈椎本身造成影响，也会影响颈椎以外的地方，如背部。接下来将逐一说明头前倾的影响。

颈椎生理曲度的改变

我们知道，颈椎有一个自然的前凸曲线，从头底部到胸椎是一个向前凸的曲线。但是，随着头前倾的加剧，头部越发向前移动，会让上颈椎的曲线越来越明显，下颈椎的曲线越来越平，如图 2-121 所示。这种颈椎生理曲度的变化，可以说是最直接的影响。

至于为什么会出现这样的变化？人是一个整体，单个部位的变化有时也会影响到其他的位置。我们试一下把头部向前伸出去，为了让眼睛可以更好直视前方，大脑会自然让头部抬起。如此，上颈椎会向后伸展，上颈椎的曲线也会越来越明显。

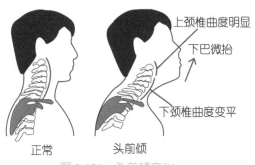

上颈椎曲度明显

下巴微抬

下颈椎曲度变平

正常　　　　头前倾

图 2-121　头前倾变化

颈椎负荷的增加

这种曲度的变化，会给颈椎各个组织带来额外的压力。从物理定律的角度来看，一个物体离身体越远，身体需要承受额外的重量会越大。头部每向前伸出 1 英寸（约 2.54 厘米），颈椎会受到额外的 10 磅（约 4.5 千克）重量。[28]

颈椎疾病风险上升

随着颈椎各个组织（如椎间盘、椎骨、关节、肌肉等）压力的增加，颈椎退行性改变也会随之加剧，更容易出现椎间盘突出、骨刺、关节磨损、肌肉劳损等问题。而且，颈椎曲线的变化还会延长从颅底到颈椎底部的椎管距离，增加颈椎脊髓和附近神经根的伸展和张力。因此，头前倾不良体态姿势的加重，还容易增加颈椎疾病风险。

其他功能障碍

当长期处于头前倾的不良体态姿势，头前倾的影响会延伸到颈椎以外的位置。

举个例子，在头前倾的不良姿势中，颈肩的肌肉会处于一种不平衡的状态，一些肌肉会无力，一些肌肉的柔韧性会下降，肌肉过于紧张。其中，过于紧张的肌肉有可能牵拉肩部，让肩胛骨出现不恰当的移动，如图 2-121 所示，从而增加肩峰撞击综合征的概率。再者，当头前倾进一步加重，为了平衡头部远离身体带来的压力，胸椎的曲线也有可能会变得更加明显，带来另一种不良体态——圆肩驼背。

据相关研究，头前倾不良姿势有可能降低呼吸功能[29]；也可能引起头痛、肩痛、颈痛、颅面痛、头皮放射痛、颞下颌关节紊乱、肩峰下撞击综合征等问题[30]或出现异常感觉运动控制（如颈椎关节稳定性下降）与自主神经系统功能障碍（如功能不受控制产生头晕等情况）[31]。

总的来说，头前倾带来的影响不只是看上去不美观，还有可能引起一系列症状。

如何改善头前倾？

事实上，关于改善头前倾的方法有不少，主要可以分为两类：一是运动康复；二是健康教育指导（如工作生活中的姿势纠正）。

（三）头前倾运动康复

改善头前倾不良体态的运动重点之一是改善肌肉的不平衡。

- 拉伸颈肩缩短僵硬的肌肉，增加柔韧性；
- 强化颈肩弱化无力的肌肉，提高稳定性。

表 2-7　头前倾运动方案

需要拉伸的肌肉	需要强化的肌肉
颈后伸肌群（如枕下肌群）	颈深屈肌群
上斜方肌	菱形肌
胸锁乳突肌	小圆肌
肩胛提肌	冈下肌
胸肌	下斜方肌

具体运动做法可以在前几节的内容里面找到。但是需要注意：

（1）从另一种角度来看，肌肉变得僵硬，柔韧性下降的情况，反而会增加颈椎的稳定性。如果颈椎稳定性较差，初期可以先少做一些拉伸的运动。

（2）对于强化类运动，推荐优先进行颈椎深层肌肉强化的运动，如颈深屈肌群强化。在初期时，需要先选择难度较低的运动，以免过度刺激加重颈椎症状。

（3）若运动后症状更加明显，可暂时停止，先去寻求专业医务人员的评估。个别情况下（如颈椎手术后），头前倾姿势会是人体的自然反应。强行纠正有可能加重症状。

在前面的内容，我们提到，头前倾还会带来异常感觉运动控制与呼吸功能下降的影响。所以，在运动训练中的另一个重点是加入本体感觉训练与呼吸方式改善。

头前倾健康教育指导

头前倾健康教育指导重点之一是长期不良姿势的纠正。具体方法可以看本书第三章关于正确姿势的章节。在日常生活中我们还需要注意：

■ 睡觉时，不要垫过高的枕头；

■ 不要经常背过重的背包；

■ 避免长期维持一个姿势，尤其是在久坐办公 30~60 分钟后，可以站起来活动活动。

头前倾姿势的改善不会在一夜之间就完成，这是一个需要长期坚持的过程。对于头前倾不良体态，我们更希望是能够在它出现之前积极预防，而不是等它出现后再去运动改善。以上的头前倾运动训练与健康教育指导也有一定的预防作用，希望大家运用起来。

五、颈后"富贵包"

从侧面看，一些人的脖子偏下的位置会出现一块隆起凸出的部分，如图 2-122 所示，俗称"富贵包"。名字听上去还好，但看上去不美观，部分女性朋友会特意放下头发或衣服遮挡住。那么，我们有方法"解决"它吗？

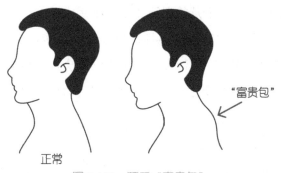

正常

"富贵包"

图 2-122　颈后"富贵包"

这得从"富贵包"的常见起因开始说起。

长期不良姿势

通常是指"头前倾"这一不良姿势。头部每向前伸出 1 英寸（约 2.54 厘米），颈椎会受到额外的 10 磅（约 4.5 千克或 4.5 公斤）重量[28]。为了承受住这些额外的重量，颈背部肌肉容易被过度使用在后侧形成凸起的肌肉结节①。若是这种情况，可在前面的"头前倾"方案中，额外多做些颈肩肌肉的拉伸运动。

---

① 肌肉结节：一种硬且敏感的肌肉块。按压它时，常常会感觉到疼痛。

脂肪组织堆积

颈椎出现过损伤（如车祸撞击或肌肉劳损）后，身体为了更好地保护颈椎可能会在颈椎后侧堆积脂肪。因为脂肪组织也可以吸收运动带来的振动，减轻颈椎负荷。若是这种情况，在运动康复时需考虑加入有氧运动减脂以及注意控制饮食，还要注意加入颈肩背部位的肌肉强化运动。

脊柱结构改变

脊柱后凸如驼背，让胸椎的生理曲线改变表现出凸起，见图 2-123，或第 7 颈椎（7 节颈椎中最长的一节）直接过度后移在脖子后方形成凸起，或椎体骨折（如骨质疏松引起的压缩性骨折）造成的脊柱不稳定，让邻近椎体难以正确对齐正常曲线，可能出现某一节凸起。至于是否存在脊柱结构改变，可进行 X 线影像检查确认。如果检查结果没有骨折、椎体滑脱等不稳定的情况，仅是脊柱后凸增加或仅有第 7 颈椎过度后移，可尝试加入以下运动：

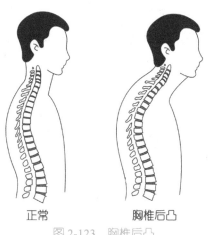

正常　　　　胸椎后凸

图 2-123　胸椎后凸

- 胸背部柔韧性运动（如侧卧手臂伸展运动与胸椎后伸伸展运动）；
- 肩背部强化运动（如菱形肌与下斜方肌强化运动）；
- 日常站立、行走、坐位时需注意保持正确姿势，直立上半身。

六、睡醒"落枕"

落枕，通常是指入睡前无任何症状，睡醒后却感到颈肩部明显酸痛，颈部活动受限的情况。它往往跟睡眠姿势与枕头有关，有 3 种常见原因：

睡觉时头颈姿势不当

由于枕头高度不适或睡姿不当，让头颈部长时间处于一个尴尬的姿势，使得肌肉、韧带与关节承受的压力过大，引起颈肩肌肉损伤产生疼痛与活动受限。

睡觉时颈椎突然活动

睡觉中变换睡姿或因做梦身体出现反应，让颈椎突然活动有可能导致颈部拉伤或扭伤。

睡觉之前的颈部损伤

睡觉之前，由于撞击或长期低头让颈椎肌肉出现损伤，可能在当时无症状，但随着时间的推移在睡醒后产生症状。

但究其根本，多数与颈肩肌肉拉伤有关。因而，如果你没有伴随以下症状，可尝试自行处理。

（1）发烧；

（2）头痛；

（3）恶心或呕吐；

（4）明显疲劳感或无法解释的嗜睡；

（5）头晕眼花，步行困难；

（6）非减肥期间，近期出现无法解释的体重下降。

这些症状，常常是潜在严重疾病的信号，例如：发烧有可能是细菌感染的信号。虽不一定是严重疾病，但若有以上症状，建议立即就医。

（一）处理方法

以下是常用的处理方法，目的是缓解疼痛与恢复正常的活动范围。

缓解疼痛：限制活动与 48 小时内冷敷

在落枕初期，往往稍微小幅度的活动就容易加重疼痛。因而初期先暂时限制颈部活动。

再者，如果落枕位置皮肤温度较另一侧高，甚至出现肿胀的情况，推荐冷敷而非热敷。冷敷的作用在于通过能够帮助收缩血管，减缓受伤部位的血流，缓解肿胀和疼痛。

推荐在损伤的 48 小时内，可每隔 2 小时冷敷 1 次。但要注意冷敷时间应控制在每次 15~20 分钟，不宜超过 20 分钟。冷敷时，可用冰或者冷冻气雾剂，冷冻气雾剂可在普通的运动器材店或药店买到。如果选择冰敷，自己制作冰袋时，注意选用冰粒或小冰块装于塑料袋或者包裹于毛巾中，不要直接把冰块放在损伤部位上，以避免冻伤。

如果冷敷不能缓解疼痛，且疼痛剧烈，可寻找主治医生帮助（如使用止痛药）。

恢复正常的活动范围

落枕引起的颈部活动受限往往跟肌肉柔韧性下降，肌肉痉挛（俗称抽筋）有关。因而，我们可以使用热敷、温和的拉伸运动与推拿按摩，恢复正常的活动范围。

适当时机热敷

热敷的时间常常是在 48 小时后进行。或者在落枕初期若没有皮肤温度升高与肿胀的情况，也可以在 48 小时内进行热敷。这是因为热敷可以帮助扩张局部血管，改善疼痛或僵硬区域的血液循环，逐步缓解肌肉紧张。我们得慎重选择热敷的时机，以免热敷后肿胀加重。

热敷，可以选择热水袋、热水淋浴或温热的毛巾敷在疼痛或僵硬的区域。但注意不是温度越高越好，温度太高容易烫伤皮肤。至于热敷的时间，可以看个人的情况。有些人觉得 10~20 分钟足矣，也有一些人喜欢长时间（1~2 小时）的热敷。

温和的肌肉拉伸运动

拉伸运动是恢复肌肉柔韧性的有效方法。在疼痛得到缓解后，我们可以尝试在疼痛可忍受范围内进行肌肉拉伸运动。但是拉伸的幅度一般会比平时小得多。第一次进行拉伸运动时，我们可以在不痛的范围内拉伸 5~10 秒，轻度拉伸感即可。随着身体逐渐适应拉伸感后，我们可以逐步在疼痛可忍受范围内拉伸，增加颈椎活动范围。通常情况下，落枕常用的拉伸放松运动是上斜方肌拉伸运动、肩胛提肌拉伸运动与站立耸肩运动。

若轻度的拉伸就会引起疼痛，可以试一下温和的推拿按摩紧绷的肌肉。

（二）预防方法

关于落枕的预防，主要从两方面出发：一是睡眠姿势与合适枕头的选择（此部分内容可在本书第三章获取）；二是通过运动训练的方法。其中，肌肉柔韧性训练，有利于避免肌肉僵硬突然活动拉伤的情况。长期伏案工作柔韧性不足的朋友需要特别注意加入拉伸放松的运动手法。再者，也可以加入肌肉力量强化训练，提高肌肉质量，有利于减轻颈椎其他位置的压力。

第九节　运动康复常见问题

一、什么情况不适合运动康复？

哪怕是接受颈椎手术，为了更快地从术后恢复与降低术后不良影响，多数情况下会推荐在术后进行运动康复。不过，运动康复不是"万能药"，仍然有一些情况不太适合运动康复，例如：

- 严重的颈椎不稳，如颈椎骨折、颈椎椎体滑脱。此时运动过程中可能会让颈椎过度移动造成二次损伤；
- 严重的脊髓型颈椎病，运动可能会增加脊髓的刺激，加重脊髓受压情况；
- 具有颈椎结核、肿瘤，运动不会使肿瘤"减小"，反倒有可能使其增大、恶化。

若具有以上情况，基本是需要在优先解决这些问题后，再去考虑运动康复。

二、运动会不会让颈椎病恶化？

运动很少会让颈椎病恶化下去。但有时，运动不当有可能加重颈椎病的症状，常见有三类情况：

- 运动刺激受损部位（如神经），带来相应症状；
- 运动动作不够规范，为身体带来额外压力；
- 运动量 / 运动难度过大，超出身体承受范围。

遇到这些情况，我们需要及时调整运动方案，规范动作，降低动作难度与运动量。若调整方案后仍旧会加重症状，那么先暂停运动寻求专业医务人员的帮助，在康复治疗师的指导下进行运动。

三、怎么判断颈椎病是否在好转？

有两种方法。

一是使用第一章提到的 NDI 自测表，每隔两周重新自测，分数较之前下降说明可能有好转。通常认为至少 5 分变化会有意义。所以，它可能无法展示微小的症状改善。

另一种方法，是使用本章第七节简化评估的内容对比，每隔 1 周重新测试填表。重点注意症状范围、疼痛分数、症状加重因素、疼痛持续时间的填写。后续柔韧性、力量、本体感觉测试上可以只重新测试不达标的内容。通过对比上一周的内容，我们可以较为清晰地发现有无好转改善，以及好转主要体现在哪一方面。像是症状范围减小、疼痛分数减小、症状加重因素影响减小（如低头 10 分钟不适增加为低头 30 分钟会感觉不适）、疼痛持续时间减小、柔韧性等测试结果改善，均属于情况"好转"。

四、运动康复需多久能看到效果？

由于每个人情况不一，这并没有统一的标准。如果自己的颈椎病受肌肉柔韧性下降（肌肉变得紧张僵硬）影响较多，那么或许在做完拉伸运动第二天，你就会觉得不适感有所下降。但如果受肌肉力量影响较多，由于肌肉生长需要一定时间，或许你会在 3~4 周感到症状改善。而神经受压带来的症状可能需要更长的时间。

以上的效果是指"症状有所好转"的情况。如果你认可的效果是"症状不影响生活"，通常需要 3 个月时间。如果你认可的效果是"症状完全消失"，有可能需要 1 年左右的时间。因为我们需要时间让大脑重新适应修复后的颈椎结构。

五、颈椎病适合做米字操吗？

由于米字操便于记忆和操作，上班族与低头族常常使用它舒缓颈部疲劳。它会把头顶或下巴当做笔头，反复书写"米"字，如图 2-124 所示。

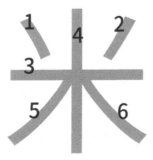

图 2-124　米字操

对于没有颈椎问题的朋友，它或许可以较快舒缓长期保持一个姿势带来的疲劳感。但是对于颈椎病患者，由于其要求颈椎较短时间在多个方向进行运动，容易刺激到颈椎周围的神经、血管以致加重症状。特别是具有以下问题的朋友不适合做米字操：

- 脊髓型颈椎病；

- 严重的椎动脉型颈椎病；

- 伴有颈椎不稳、颈椎滑脱的情况；

- 在颈椎活动中，疼痛等症状容易加重。

颈椎病患者想要缓解颈椎疲劳，我们推荐风险性低的拉伸运动。

参考文献

[1] 杨子明，李放，陈华江. 颈椎病的分型、诊断及非手术治疗专家共识[J]. 中华外科杂志，2018, 56(6): 401-402.

[2] Rokade, P., 2011. Release of Endomorphin Hormone and Its Effects on Our Body and Moods: A Review.

[3] Dimitriadis, Z., Kapreli, E., Strimpakos, N. and Oldham, J., 2013. Respiratory weakness in patients with chronic neck pain. Manual Therapy, 18(3): 248-253.

[4] Czaprowski, D., Stoliński, L., Tyrakowski, M., Kozinoga, M. and Kotwicki, T., 2018. Non-structural misalignments of body posture in the sagittal plane. Scoliosis and spinal disorders, 13: 6-6.

[5] Ruivo, R.M., Pezarat-Correia, P. and Carita, A.I., 2017. Effects of a Resistance and Stretching Training Program on Forward Head and Protracted Shoulder Posture in Adolescents. J Manipulative Physiol

Ther, 40(1): 1-10.

[6] Armiger, P. and Martyn, M.A., 2010. Stretching for functional flexibility. Wolters Kluwer Health/Lippincott, Williams, & Wilkins.

[7] Ylinen, J., Takala, E.-P., Nykänen, M., Häkkinen, A., Mälkiä, E., Pohjolainen, T., Karppi, S.-L., Kautiainen, H. and Airaksinen, O.J.J., 2003. Active neck muscle training in the treatment of chronic neck pain in women: a randomized controlled trial. 289(19): 2509-2516.

[8] Falla, D., Jull, G., Russell, T., Vicenzino, B. and Hodges, P.J.P.t., 2007. Effect of neck exercise on sitting posture in patients with chronic neck pain. 87(4): 408-417.

[9] Kisner, C., Colby, L.A. and Borstad, J., 2017. Therapeutic exercise: foundations and techniques. Fa Davis.

[10] Jull, G.A., O'Leary, S.P. and Falla, D.L., 2008. Clinical assessment of the deep cervical flexor muscles: the craniocervical flexion test. J Manipulative Physiol Ther, 31(7): 525-33.

[11] Schomacher, J. and Falla, D.J.M.t., 2013. Function and structure of the deep cervical extensor muscles in patients with neck pain. 18(5): 360-366.

[12] Domenech, M.A., Sizer, P.S., Dedrick, G.S., McGalliard, M.K. and Brismee, J.-M.J.P., 2011. The deep neck flexor endurance test: normative data scores in healthy adults. 3(2): 105-110.

[13] Palmer, M.L. and Epler, M.E., 1990. Clinical assessment procedures in physical therapy. Lippincott Williams & Wilkins.

[14] Saleh, M.S.M., Rehab, N.I. and Sharaf, M.A.F.J.P.T.R., 2018. Effect of deep cervical flexors training on neck proprioception, pain, muscle strength and dizziness in patients with cervical spondylosis: A randomized controlled trial. 5(1): 14.

[15] Lee, G.-C. and Lee, D.-Y.J.J.o.t.K.A.-I.c.S., 2010. The effects of deep neck flexor exercise on pain and neck disability index of the patients with chronic neck pain. 11(11): 4331-4337.

[16] Falla, D., O'Leary, S., Farina, D. and Jull, G.J.T.C.j.o.p., 2012. The change in deep cervical flexor activity after training is associated with the degree of pain reduction in patients with chronic neck pain. 28(7): 628-634.

[17] Mayoux-Benhamou, M., Revel, M. and Vallee, C.J.E.B.R., 1997. Selective electromyography of dorsal neck muscles in humans. 113(2): 353-360.

[18] Hall Carrie, M., Thein Brody, L.J.A.W.K.C.L.W. and Wilkim, 2005. Therapeutic exercise, Moving toward Function. 31: 255-263.

[19] Park, S.-H. and Lee, M.-M., 2020. Effects of Lower Trapezius Strengthening Exercises on Pain, Dysfunction, Posture Alignment, Muscle Thickness and Contraction Rate in Patients with Neck Pain; Randomized Controlled Trial. Medical science monitor : international medical journal of experimental and clinical research, 26: e920208-e920208.

[20] Basson, A., Olivier, B., Ellis, R., Coppieters, M., Stewart, A., Mudzi, W.J.o.o. and therapy, s.p., 2017. The effectiveness of neural mobilization for neuromusculoskeletal conditions: a systematic review and meta-analysis. 47(9): 593-615.

[21] Netter, F.H.J.N.C.-G., 1989. Atlas of Human Anatomy. Summit.

[22] Peng, B., Yang, L., Li, Y., Liu, T. and Liu, Y., 2021. Cervical Proprioception Impairment in Neck Pain-Pathophysiology, Clinical Evaluation, and Management: A Narrative Review. Pain and Therapy.

[23] Treleaven, J., 2008. Sensorimotor disturbances in neck disorders affecting postural stability, head and eye movement control. Man Ther, 13(1): 2-11.

[24] Kristjansson, E. and Treleaven, J., 2009. Sensorimotor Function and Dizziness in Neck Pain: Implications for Assessment and Management. 39(5): 364-377.

[25] Alpayci, M., Ilter, S.J.A.j.o.p.m. and rehabilitation, 2017. Isometric exercise for the cervical extensors can help restore physiological lordosis and reduce neck pain: a randomized controlled trial. 96(9): 621-626.

[26] Meyer, F., Börm, W. and Thomé, C.J.D.Ä.I., 2008. Degenerative cervical spinal stenosis: current strategies in diagnosis and treatment. 105(20): 366.

[27] Ruivo, R.M., Pezarat-Correia, P. and Carita, A.I.J.B.j.o.p.t., 2014.

Cervical and shoulder postural assessment of adolescents between 15 and 17 years old and association with upper quadrant pain. 18(4): 364-371.

[28] Kapandji, I.A., 2007. The physiology of the joints. Churchill Livingstone.

[29] Koseki, T., Kakizaki, F., Hayashi, S., Nishida, N. and Itoh, M., 2019. Effect of forward head posture on thoracic shape and respiratory function. J Phys Ther Sci, 31(1): 63-68.

[30] Singla, D. and Veqar, Z., 2017. Association Between Forward Head, Rounded Shoulders, and Increased Thoracic Kyphosis: A Review of the Literature. J Chiropr Med, 16(3): 220-229.

[31] Moustafa, I.M., Youssef, A., Ahbouch, A., Tamim, M. and Harrison, D.E., 2020. Is forward head posture relevant to autonomic nervous system function and cervical sensorimotor control? Cross sectional study. Gait Posture, 77: 29-35.

第三章

生活行为：
防复发秘籍，降低
颈椎病复发概率

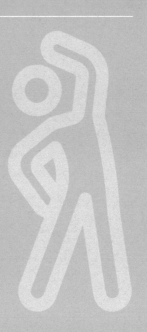

颈椎病的出现或者症状的加重，与自身生活行为习惯密切相关。长期不良的生活行为习惯，会给颈椎的肌肉骨骼组织累积压力。或许，生活中一次半次的不良行为（如低头玩手机 60 分钟）仅仅会给脖子带来一点点压力，让自己感到脖子轻微酸痛疲劳，睡一觉酸痛疲劳感就消失了。但有时，当脖子的自我修复能力赶不上酸痛疲劳的积累。长期不良行为累积的压力会慢慢对颈椎造成损伤，增加颈椎病风险或加重原本的颈椎病症状，甚至让已经康复的颈椎病再次复发。

　　因此，本章会详细说明如何纠正不良的生活行为习惯，例如：正确的坐姿、站姿等，日常生活中如何去保养好颈椎。

第一节　你的姿势正确吗?

　　姿势，可以理解为当你坐着、站立与躺下时，身体对抗重力保持直立时的状态。大部分人应该都被长辈唠叨过，不要用懒散的驼背姿势坐着或躺着看书。大家别觉得烦，这种"唠叨"是对的。错误的姿势会给我们的肌肉骨骼带来不必要的压力，让我们更容易疲劳。相反，正确的姿势不仅能够维持脊柱自然的生理曲度，帮助减少脊柱承受的压力，还能提高肌肉的使用效率与舒适感，有利于延长坐着或站立的时间，帮助我们减轻颈椎病的影响。

　　因此，当你因颈椎病导致不能长时间坐着伏案工作学习时，除了坚持练习常规的康复运动，建议运用下面的方法进行调整，坚持正确的姿势。

一、姿势正确的核心

　　通常来说，想要长时间去保持好一个姿势，我们需要让自己的姿势处于"省力""高效率"的状态。也就是说，当前姿势不会给我们的肌肉骨骼带来额外的压力，同时肌肉的使用效率要高。而要达到这个状态，我们需要尽量让脊柱维持好自然的生理曲度，让脊柱处于"中立位"。特别是颈椎与腰椎，既不能让脊柱屈曲（低头弯腰驼背），也不能让脊柱后仰。这也是让姿势正确的核心要点。

关于脊柱中立位的内容，我在第二章第四节颈后伸肌群锻炼中解释过。这里就直接说明如何回到正确的姿势，让脊柱回到中立位。由于人是一个整体，牵一发而动全身，单一部位姿势不当会影响到其他部位，我们在学习调整姿势的时候不要着重单一部位，建议大家把调整姿势的内容完整阅读。

（一）骨盆中立位

骨盆位于身体的中枢位置，若它不能维持在中立位，向上会影响到胸椎，向下会影响到膝盖等部位。因而，我们首先要从骨盆开始调整姿势，如图 3-1 所示。

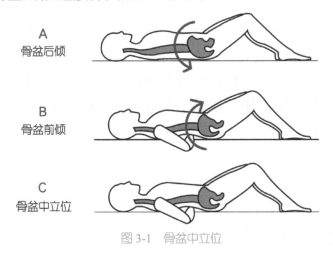

图 3-1　骨盆中立位

动作要点：

- 仰卧屈膝，可把手平放在腰椎下方，感受腰椎曲度的变化；

- 若让骨盆向后旋转，如图 3-1（A）所示，腰椎曲度会变小，腰椎会给手部更多压力；

- 若让骨盆向前旋转，如图 3-1（B）所示，腰椎曲度会变大，腰椎会给手部更小压力；

- 然后最大限度地让骨盆向前与向后旋转几次，在极端旋转过程中寻找最舒服或疼痛最少的位置，这个位置就是骨盆中立位；

- 通常情况下，在骨盆中立位时，我们能刚好把手掌平放进去，且周围没有多余的空间；

- 此时，你还可能会发现腹部更深层的肌肉在收缩。

注意：

一些腰椎生理曲度变直的朋友，可能最舒服的位置会有些偏差，并不能平放手掌。

在找到骨盆中立位后，我们可以把它运用到日常生活中，例如：在站立位或坐位保持骨盆中立位。

（二）胸椎伸直

由于我们常常在身体前侧进行一些活动（如伏案工作、使用电脑），长此以往，身体容易出现胸椎向前屈曲（如驼背）的不良姿势，如图 3-2 所示。而胸椎驼背又容易让颈椎与腰椎的曲度变化，使其无法处于中立位。因而，我们也要纠正胸椎姿势。

动作要点：

- 靠墙站立，找到骨盆中立位；

- 然后，吸气，最大限度地抬起胸廓，伸直胸椎，如图 33（A）所示；

■ 呼气放下胸廓，使得胸椎屈曲，如图 3-3（B）所示；

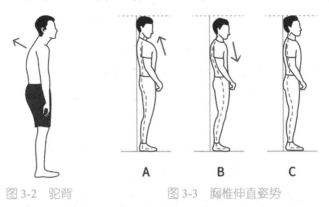

图 3-2　驼背　　　　　　图 3-3　胸椎伸直姿势

■ 然后在重复抬起与放下胸廓的范围内，寻找一个平衡的
位置；

■ 通常情况下，处于该位置会感到胸椎向上伸直，胸椎轻
微后凸，如图 3-3（C）所示。

注意：

该位置不会让胸椎极端伸直，整个人紧紧地贴着墙壁，骨
盆过度前倾。

（三）肩胛骨夹紧

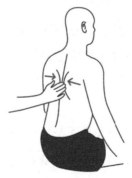

图 3-4　肩胛骨夹紧

动作要点：

- 坐位或站立位，想象胸椎正中有一支铅笔，让两侧肩胛骨向内轻轻夹紧铅笔；
- 也可让他人用手触摸肩胛骨下角的位置，提供触觉提示。

注意：

（1）进行该动作时，需放松肩膀，避免耸肩。

（2）该动作可以减少肩部前移，避免出现圆肩等情况。

（四）颈椎回缩

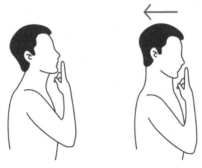

图 3-5　颈椎回缩

动作要点：

- 坐位或站立位，让颈椎后缩，尽量让耳朵与肩膀在同一直线上；
- 也可让把手指放在鼻子下方嘴唇上方的高度，让颈椎后缩远离手指；
- 此时，你可能会感觉有根绳子把颈椎往上拉。

注意：

（1）进行该动作时，需放松肩膀，避免耸肩。

（2）该动作可以避免头部过度前倾的情况。

（五）不能过分强调标准的"中立位"

每个人的脊柱不尽相同，有些人天生颈椎或腰椎曲度比较直，每个人的中立位会有一点点不同。例如：对于已有颈椎间盘疾病的患者，出现颈椎生理曲度变直的情况，他们的耳朵可能会略微在肩膀前面，颈椎曲线会比上图的更平坦一些。因而，有时我们也不能过分强调标准情况下的"中立位"，不要超出图 2-56 要求的范围过多也是可以的。

当我们了解"中立位"后，后续需要把它们应用的日常生活中，练习在不同姿势下保持脊柱中立位。接下来，我将会从维持脊柱自然生理曲度，让其处于中立位的角度出发，提供一些关于坐姿、站姿与睡姿等姿势调整的细节参考。

二、如何调整坐姿？

坐姿应该是我们最常用到的姿势，像是电脑工作、阅读、写字等活动，基本是需要坐着完成的。一个良好的坐姿，通常会让头、肩、腰、臀在同一直线上，以此尽可能维持好脊柱自然的生理曲度。这也会让颈椎承受的压力最小化，让自己坐得更舒服。对于颈椎病的朋友来说，坐得舒服不仅能够减轻症状，还可以集中注意力，提高整体的学习工作效率。

接下来将分别以电脑办公、阅读、写字为例，说明如何调整坐姿。

（一）普通的坐姿

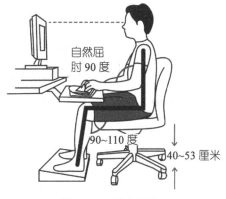

自然屈肘90度

90~110度

40~53厘米

图 3-6　正确的坐姿

- 放松腰背部，身体微微向后靠，微微收紧下巴，使头、肩、腰、臀在同一直线上，避免头颈前伸与含胸驼背，维持好脊柱的自然生理曲度。

- 若后背有悬空感，可在腰后放置一小枕头，以维持腰椎的自然生理曲度。

- 坐下时，臀部应碰到椅背底部，把体重均匀地分配到两侧臀部。

- 双脚平放在地面，臀部到膝盖、膝盖到脚的屈曲角度应在 90~110 度以内为宜。如果双脚碰不到地面，可在脚下垫一个合适的脚凳。

- 调整好椅子扶手的高度，让手臂搭在扶手上可自然屈肘90度，这有利于放松双臂与肩膀。

（二）电脑办公时的坐姿

如果是办公室久坐工作者，在调整坐姿时，还需要做好以下几点：

- 电脑屏幕距离身体大约为一臂之长。

- 电脑屏幕的顶部与水平视线的高度差不应超过 5 厘米。
  如果屏幕太矮，可在手提电脑底下垫一个支架以保证适
  当的屏幕高度。如此，可避免用电脑时低头幅度过大。

- 键盘应摆在电脑前面，但需确保键盘距离桌子的边缘
  10~15 厘米，以保证打字时手腕可得到足够的支撑。

- 鼠标应放在键盘的旁边，确保你可以很轻松自然即可
  拿到。

（三）阅读时的坐姿

很多人更喜欢用自己习惯的姿势阅读，比如趴在床上或蜷
缩在沙发上阅读，如图 3-7 所示。

虽然这些姿势在短期内可能会让人较为放松，但是它并没
有让脊柱处于中立位，甚至有弯腰驼背、身体两侧不平衡的情况。
这会给脊柱带来很多压力，有可能引起头前倾、圆肩驼背等不
良体态。

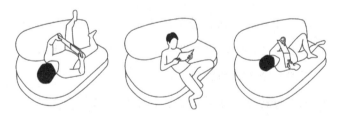

图 3-7　各种各样的阅读姿势

所以，我们在阅读时应尽量做好以下几点，让脊柱维持好
自然的生理曲度。

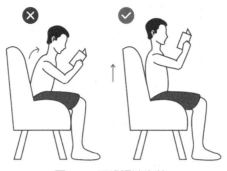

图 3-8　正确阅读姿势

- 尽可能坐直，微微收紧下巴，让头、肩、腰、臀在同一直线上；
- 也可在腰后垫一个小枕头，给脊柱提供支撑，减少脊柱的压力；
- 为了避免头前倾驼背的不良体态，可把阅读材料举高与视线平行，而不要放到胸前的高度或腿上阅读；
- 若觉得举着书，手臂太累，可尝试把书放到阅读支架上；
- 双脚平放在地面上，不要跷二郎腿。

（四）写字时的坐姿

坐着写字是一个动态的动作。在写字的过程中，坐姿可能会不自然地出现变化。因而，不管是大人还是小孩，在写字时，掌握一些功能定位是有必要的。在普通的坐姿里面，我们提到过：

- 坐下时，臀部应碰到椅背底部，把体重均匀地分配到两侧臀部；
- 双脚平放在地面，臀部到膝盖、膝盖到脚的屈曲角度应在 90~110 度以内为宜。如果双脚碰不到地面，可在脚

237

下垫一个合适的脚凳。

这会让下半身更加稳定。当下半身稳定，处于合适的位置时，能更为轻松地控制好上半身的运动，避免身体向一侧倾斜。

至于上半身的姿势要求，如图 3-9 所示：

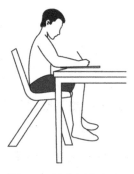

图 3-9　写字时的坐姿

- 正面面向桌面，背部挺直，可稍稍往桌子方向前倾；
- 前臂放在桌面上，不要耸肩；
- 非惯用手固定纸张，支撑身体重量，例如：右利手的朋友，可以用左手固定纸张支撑身体重量。

当你坐一段时间后，身体不自觉出现偏移，姿势会自然被改变了。这是一件很正常的事情。对此我们可以做一些视觉提示卡放在桌面上提醒自己，如图 3-10 所示。

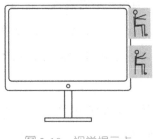

图 3-10　视觉提示卡

或者也可以使用斜面的手写板，如图 3-11 所示。在斜面上写字，我们会很自然地挺直背部。

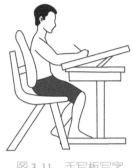

图 3-11 手写板写字

三、如何调整站姿？

不良的站姿（如头前倾驼背姿势），除了看上去没气质与影响颜值外，还会增加颈椎的压力，增加关节间的磨损，进一步加重症状。而良好的站姿不仅可以减轻颈椎的压力，而且对于身体其他部位的正常功能发挥也非常重要。或许，还可以让你看起来身高更高一些。

（一）正确的站姿

- 目视前方，微收下巴，让耳垂与肩膀在同一直线上，可避免头部前倾、后仰或侧倾。
- 肩膀微微向后，双臂自然地在身体的两侧垂下，可避免含胸驼背。
- 微微收紧腹部与臀部肌肉，可避免骨盆过度前倾。

■ 微微屈膝，可避免膝关节过度伸直，增加膝关节的负荷。

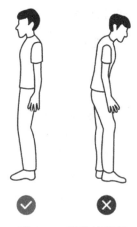

图 3-12　正确的站姿

（二）如何快速检查站姿是否正确？

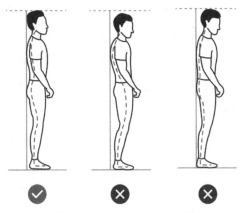

图 3-13　靠墙站立检查站姿

检查方法： 以平时的站立姿势靠墙站立。测量颈部与墙壁、腰背部与墙壁之间的距离。

注意： 脚跟与墙壁的距离为 5~10 厘米，尽可能让足踝位于耳朵正下方。

测试结果：距离小于 5 厘米，说明姿势良好。距离大于 5 厘米，说明姿势不良，或者可能存在脊柱的变形。

（三）背包、玩手机时的站姿

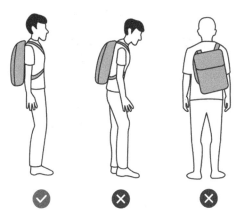

图 3-14　背包时的站姿

背包时的站姿跟前面所说的正常站姿是差不多的，主要让脊柱保持自然的曲度。为了让背包的重量不要向某一个位置集中，建议做以下调整：

- 尽量不要单侧背包，这会让一侧肌肉受到更多的压力，也可能让身体向另一侧倾斜；
- 使用双肩背包时，需要调整好背带，让背包底部到上腰部的高度，同时尽量贴近背部；
- 如果要背比较重的物品，除了选择背带较宽的背包，还建议尽量选择带有腰带的背包，可以把腰带绑在腰上，让背包贴近身体，把一些负重分散到腰臀部。

说到看手机时的站姿，重点注意手举手机的高度，若举得太低，我们需要低头看手机，甚至出现头前倾的姿势。推荐手机的高度与视线平行。

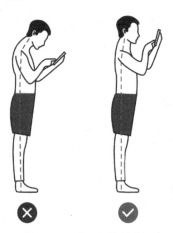

图3-15　看手机的站姿

（四）如果很难调整到正确的站姿，该怎么办？

虽然很多时候，不良站姿通常是人体的惰性所致，但也有例外。缺乏运动、紧张的工作、缺少支撑的床垫，甚至连自卑的情绪都有可能引起姿势不良问题。如果你在上述的测试中发现自己的姿势不良，并且难以自我调整，你应该在物理治疗师的帮助下进行评估和姿势矫正。

维持良好的姿势，你不仅需要学习正确的姿势并养成良好的习惯，还需要加强肌肉的锻炼，确保有足够的肌力、柔韧性、耐力让肌肉、韧带和关节等组织可以较长时间地维持在正确的位置，更好地抵抗疲劳。例如：强壮的深层肌肉，可以让你在久站或久坐时没那么容易疲劳。柔韧性正常的颈肩肌肉，可以让脊柱处于恰当的位置。也就是说，通过肌肉力量、肌耐力、柔韧性的训练，可以让你更容易地改善不良姿势。而这些训练的内容，你可以在第二章运动康复篇详细阅读。

另外，需要重点说明的是，无论坐姿、站姿还是睡姿，即使你的姿势非常正确，长时间保持依旧会给肌肉骨骼带来压力出现疲劳感，也一样可能增加颈椎病风险。这些压力与疲劳感，很容易让我们从刚刚开始的标准正确姿势中变形。例如：随着久坐电脑前办公的时间增加，我们的头部可能越来越靠近屏幕，出现"头前倾"的姿势。因而，推荐每隔30~40分钟换个姿势，可以出去走走，或使用肌肉拉伸的运动舒缓疲劳。

四、如何调整睡姿？

在睡姿方面，从维持好脊柱正常生理曲度方面考虑。像是脊柱，从侧面看，我们发现有3个曲线，分别是颈椎、胸椎与腰椎，如图 3-16 所示。因而，在仰卧或侧卧时需要想办法稳定好这些曲线，具体操作如下。

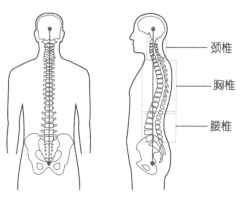

图 3-16　脊柱的正常生理曲度

（一）仰卧睡技巧

仰卧睡是最受欢迎的睡姿之一。

当我们直接仰躺在床上时，臀部、背部和头部可以完全被床垫支撑。但由于颈椎或腰椎生理曲度"向前凸"的缘故，会导致在睡眠过程中有种"颈部或腰部悬空"的感觉，让颈椎与腰椎无法得到充足的休息。

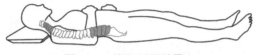

图 3-17　仰卧时腰部悬空

因而，推荐：

- 选用合适的枕头，注意高度是否合适，能否给颈椎提供好支撑（关于枕头的高度会在下一节内容详细说明）；
- 另外，可在腰部下方放置一个合适的腰枕，双膝下方垫1~2 个枕头，让双膝微微弯曲。

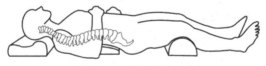

图 3-18　仰卧睡技巧

（二）侧卧睡技巧

侧卧睡也是常见的睡姿之一。

侧卧时，脊柱可以很容易地维持自然的"S"形状，这是很多人首选侧卧为睡姿的主要原因。但是，侧卧睡有两个较为明显的缺点：

- 若缺乏足够支撑，由于重力的作用，颈椎会直接向下倾斜，腰椎容易往腹部方向过度前凸。
- 下肢膝关节无法与臀部在同一高度，腰椎容易出现扭转与侧弯。

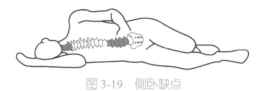

图 3-19　侧卧缺点

因而，推荐：

- 选用一个稍微高一些的枕头，支撑好头部与颈部，避免颈部向床面倾斜；
- 需注意保持耳朵尽可能与肩膀在一直线，避免头向前面移动，变成"头前倾"姿势；
- 在腰下方垫一个腰枕，双膝之间夹一个枕头，维持腰椎的自然生理曲度。

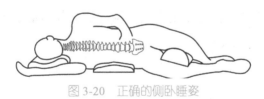

图 3-20　正确的侧卧睡姿

第二节　你的枕头选对了吗？

在电脑、智能手机普及的当下，颈椎会经常保持低头办公或玩手机的单一姿势。这不可避免地给颈肩肌肉累积压力造成疲劳。幸运的是，人体具有自我修复能力，例如：我们可以通过一晚的睡眠休息舒缓疲劳。但是，你如何确保睡觉的时候让肩颈休息好了呢？此时，一个舒适的枕头就显得特别重要。睡觉时枕着一个舒适的枕头，可以让颈肩的肌肉和关节等组织得到足够支撑和休息，从疲劳中恢复过来。接下来，让我们逐步了解如何选择适合的枕头。

一、挑选枕头的重要因素：支撑程度

从第一章的内容，我们很清楚颈椎是前凸呈反"C"形的。这意味着，正常情况下，当我们平躺在床上时，颈椎会悬空在床面上。因而，一个好的枕头，需要在整个睡眠状态中支撑好头部的重量，维持好颈椎的自然生理曲度，让颈椎得到充分休息。一项研究发现能够维持颈椎自然生理曲度，为颈椎提供良好支撑的枕头，能够有效改善颈椎疼痛、头痛与睡眠质量。[1] 也就是说，枕头的支撑程度是我们在挑选枕头时的重要因素，尤其是对于颈椎病患者。

说到这里，我想问大家一个问题，枕头只是需要支撑好颈椎吗？

答案是否定的。不少人会因颈肩肌肉僵硬无法放松难以入睡。在之前的内容，我们了解到颈肩的肌肉参与我们的呼吸。如果枕头没有支撑好肩部，会有可能影响呼吸，导致睡眠质量下降。再者，如果枕头的支撑性不足以让肩背部的肌肉放松下来，肩背部的紧张与疲劳也会慢慢积累下来，转变为肩背的酸痛。

总的来说，一个好的枕头既要支撑好头的重量，维持好颈椎自然生理曲度，也要支撑好肩背部肌肉，让其放松下来。而支撑程度又会受到枕头的形状与枕芯的影响。

二、枕头的形状

说到这里，为了支撑好头、颈与肩背部，大家觉得最舒适的枕头是什么形状呢？

以下是常见的 4 种枕头：标准枕头、圆形凹枕、用于维持颈椎曲度的颈枕与用于支撑肩背的肩枕，如图 3-21 所示。

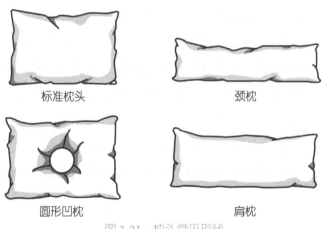

标准枕头　　　　　　　　　　颈枕

圆形凹枕　　　　　　　　　　肩枕

图 3-21　枕头常见形状

一项研究[2]对图片上四种常见的枕头进行组合，然后让 30 名没有任何症状的被测试者试用，进行主观体验。研究者发现标准枕头＋颈枕＋肩枕的组合是最舒适的，如图 3-22（A）所示。这是因为，这种组合会提供足够的头部、颈椎的支撑，同时有足够的宽度支撑肩背部，让这些部位得到充分的休息。图 3-22（B）是研究者根据研究结果重新设计的枕头模型。

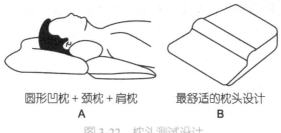

圆形凹枕 + 颈枕 + 肩枕　　　　最舒适的枕头设计
　　　　A　　　　　　　　　　　　B

图 3-22　枕头测试设计

　　不过，这份研究只针对仰卧位，测试枕头的舒适程度，并没有加入侧卧的因素。那么，不同的睡姿，对枕头形状有没有要求呢？

　　这是有的。在睡眠过程中，仰卧位和侧卧位占据了很大一部分。而仰卧位与侧卧位对枕头的要求是不一样的。如图 3-23 所示，在仰卧位，你可能觉得刚刚好的枕头高度，但是在侧卧位时，反而觉得太低，无法维持到正常的颈椎生理曲度，同时容易让自己不自觉把手放进枕头下方维持高度。这样就会造成肩部与手臂的压迫。而在侧卧位，你觉得适宜的枕头高度，变成仰卧位睡姿时反而觉得枕头太高，感到喉咙被挤压，呼吸不顺畅。

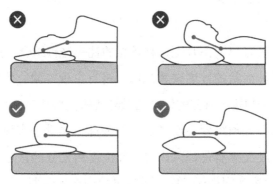

图 3-23　睡姿对枕头的影响

对于这个问题，目前市面上很多枕头做出了中间低、两侧高的形状，如图 3-24 所示。事实上，有研究对比过这种设计的枕头与普通枕头，这种枕头对睡眠质量的改变，确实是可行的。[3]

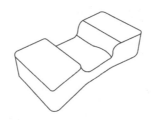

图 3-24 中间低两侧高的枕头形状

研究者通过站立位维持自然生理曲度时测量，以确认枕头的高度、长度与宽度等数据。这是一个测量的重点。因为如果我们做出颈椎前伸的姿态测量，那么测量出来的枕头高度会让你维持这个姿态，容易加重头前倾的不良体态问题。所以一定需要维持脊柱生理曲度的前提下去测量高度。

其中包括测量，如图 3-25 所示：

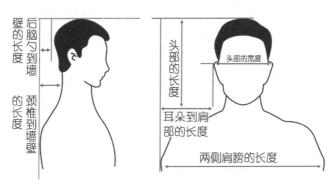

图 3-25 枕头相关数据获取

- 后脑勺到墙壁的长度确定仰卧位时枕头高度。
- 颈椎到墙壁的长度确定仰卧位颈托的高度。

■ 耳朵到肩膀的长度确定侧卧时枕头高度。

■ 测量头部与肩部的长宽度确定整个枕头的长度与宽度。

同时由于需要加入考虑材料的支撑程度，在设计枕头时，会稍微把测量的数据做一些调整。如果你没办法亲自体验舒适度，打算到网上购买枕头，可以简单测量一下这些数据，来对比看一下这个枕头是否适合自己。

在一些出售枕头的商店同时也会出售床垫。如果可以的话，拿起想要选择的枕头，躺下来几分钟看看感受，让你更加真实地了解这个枕头是否适合自己。另外，在试用枕头的时候，不妨让朋友拍张侧卧与仰卧的照片，看看这个枕头是否能够维持好颈椎的生理曲度，如图 3-26 所示，支撑好你的颈椎与头部。

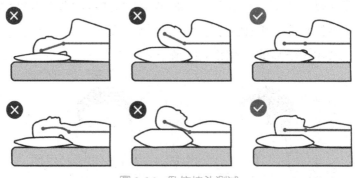

图 3-26　卧位枕头测试

如果你无法躺下测试枕头，也可以站在靠近墙的地方测试，如图 3-27 所示。把枕头固定在墙上，然后用自己最喜欢、最经常使用的睡姿靠在枕头上。最后慢慢感受这个枕头是否舒适，也可以让朋友从侧面拍几张照片，去观察颈椎生理曲度。

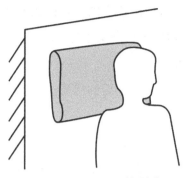

图 3-27　站立位枕头测试

三、枕芯的选择

市面上有很多不同材料的枕头，比较常见的是聚酯枕头、泡沫枕头、羽毛枕头、乳胶枕头。以下分别是它们的特点：

- 聚酯枕头：中等偏软，随着时间的推移容易被压平，寿命短。
- 泡沫枕头：柔软，回弹性中等，但可能有强烈的化学气味，透气性差。一些记忆泡沫枕头，可以根据头部颈椎的重量自然塑形，补充空隙。
- 羽毛枕头：柔软，透气性一般，但难清洁，回弹性欠佳。
- 乳胶枕头：由橡胶树汁液制成的，回弹性好，表面有气孔，透气性不错。

那么，这些枕头的支撑性如何呢？能不能在睡眠的时候，长时间地维持好生理曲度呢？

我们可以看看睡醒后的舒适程度。

睡眠时枕头的主要作用是将颈椎支撑在中立位置，维持正常的生理曲度。这可以防止在睡眠期间颈椎曲度不正，以至于增加颈椎结构的压力，产生睡醒不适，如颈椎疼痛和僵硬，头痛，肩胛骨或手臂疼痛。

所以，我们可以从睡醒后的感受去判断，枕头是否能够很好地支撑好颈椎。

下面是一份研究[4]的结果。该研究针对一些健康人群进行9周的枕头试用体验，主要探讨睡醒后的感受。为了排除一些不准确的因素，研究让被测试者把自己的枕头也纳入了试用体验。表 3-1 是统计睡醒后无症状的人群，数值越高意味着枕头的体验越好。数值越低表示，出现不良症状的频率越高。

表 3-1　醒后症状统计

醒后症状统计　　■ 无颈椎僵硬　　■ 无头痛　　■ 无肩胛 / 手臂疼痛

	自己枕头	聚酯纤维	泡沫常规	泡沫轮廓	羽毛	乳胶
无颈椎僵硬	66.10%	61.20%	61.50%	52.50%	49.20%	67.50%
无头痛	80.40%	74.60%	73.40%	75.70%	63.30%	90.90%
无肩胛 / 手臂疼痛	82.10%	76.10%	81.60%	77.20%	63.60%	88.30%

从表中的数据，我们可以发现在所有不同枕芯的枕头中，羽毛枕头数值最低，体验最差，意味着它会增加颈椎僵硬感受、头痛、肩胛 / 手臂疼痛的概率。而乳胶枕头的数值比较好，说明它相对其他枕头，可能会给颈椎提供更好的支撑。因而，就

枕芯支撑度与睡醒后舒适度来说，推荐乳胶枕头。当然，除了以上材料，随着科技发展，不断有新的枕芯材料出现，例如：软管填充的枕头，可以通过取出或加入软管调整枕头高度。

四、枕头的常见问题

（一）何时该换枕头？

知道怎么挑选枕头后，要了解何时该换一个新的枕头。一般可以通过一些小细节判断。如枕头本身的情况：

- 枕头有明显肿块；
- 睡前需要多次折叠枕头。

这两点往往说明这个枕头已经用了相当长的时间。它在睡眠后恢复成原来形状的能力变差，很有可能无法支撑颈椎了。

另一个重要的小细节是看自己的感受。

- 在睡眠过程中，因不适多次变换睡姿，甚至中断睡眠；
- 在睡醒后感到更加疲劳，肩颈不适不但没有缓解，反而更加僵硬疼痛，或者出现头痛。

这些小细节预示着枕头未必十分适合，以致影响睡眠质量。

（二）有人说，睡觉最好不要枕头？

如果你习惯趴着睡，用枕头可能会抬高头部，让头颈部姿势更不自然。此时，可以考虑不用枕头或者使用毛巾垫着额头睡觉。

但是对于仰卧或侧卧，一个好的枕头能够为头、颈、肩背提供支撑，让其得到充分的休息。如果不用枕头，我们在仰卧时，颈椎会悬空在床面上得不到支撑，反倒会给肌肉等组织带来额外的压力；在侧卧时，由于肩部的高度，头颈部会向一侧倾斜，如此一侧会受挤压另一侧被牵拉。因此，不要枕头并不见得会让头颈部得到更好的休息。

当然，也有一些朋友真的觉得不要枕头会更舒服。对此，建议在排除自己本身枕头不适合的因素外，可在主治医生许可下不用枕头。

（三）保健枕，具有宣传所说的"神奇"功效吗？

除了常规枕头，市面上还有一类枕头会加入保健常用材料（如决明子、菊花、茶梗等）作为枕芯。在宣传上，部分商家可能会突出保健材料的作用。但是，这类枕头真的有这么"神奇"的功效吗？

我们要知道，药物是否会对人体产生作用，还要看剂量以及起效果的方式。像决明子、菊花、茶梗等材料，主要功效成分并不是挥发性的。再者，很多商家宣传的时候，是宣传这些决明子等材料具有保健功能，而不是说这个枕头真的有这些功能。

至于保健枕是否有宣传所说的"神奇"功效，是需要经过多次临床检验，且要获得权威部门的认定。如果你想要购买保健枕，最好先到国家食品药品管理局网站上查询一下保健枕的药品批准文号，谨防受骗。

（四）防打鼾枕头，真的"防打鼾"吗？

在具体说明之前，我们先来了解什么是打鼾。

　　打鼾就是我们通常说的打呼噜。它是一种呼吸时，由于上呼吸道狭窄，气流通过时发生振动而产生的声音。通常在吸气时发出。注意，上呼吸道是指鼻、咽、喉。任何一部分出现问题，都有可能造成上呼吸道狭窄，引起打鼾。

　　让上呼吸道狭窄，引起打鼾主要会有四个原因：

■ 随着年龄增长，喉咙变得狭窄；

■ 肥胖或超重造成一些颈椎脂肪组织堆积，造成上呼吸道狭窄；

■ 鼻腔和鼻窦的问题，像是鼻塞会造成吸气困难与喉咙真空，导致打鼾出现；

■ 吸烟、喝酒导致肌肉过度放松，导致打鼾出现。

　　这样看来防打鼾枕头似乎不能解决以上原因，真的有效果吗？

　　事实上，当颈椎向后伸展有增加呼吸道口径的作用。部分研究发现，一些能够让颈椎向后伸展的枕头，是有助于减少打鼾的[5, 6]。所以，一些设计良好的防打鼾的枕头具有一定效果。但是，如果你的打鼾由肥胖、鼻腔、吸烟、喝酒等因素造成，直接从这些因素入手也是十分有必要的。

第三节　日常如何保养颈椎？

　　不少人会有疑问，颈椎病好了之后，还需要做一些运动保养颈椎吗？

　　最好是能够坚持运动。肌肉强化具有可逆性，停止肌肉强化运动，之前锻炼出来的力量与耐力会逐渐下降，以致有可能出现颈椎病复发的情况。肌肉柔韧性也是一样，停止肌肉拉伸运动后，回到曾经的长时间伏案工作状态，有可能让肌肉柔韧性下降。

　　下面介绍在三个场景中常用的颈椎保养运动。既包含颈椎拉伸放松的动作，也有颈椎肌肉强化运动。当然，大家可以根据自己的需求调整，选取自己觉得舒适的动作。例如：颈肩部比较紧张僵硬的朋友，可以根据紧张僵硬的位置多加入一些对应的拉伸放松动作。注意，不是每次必须把下列所有运动完成一遍，繁忙的时候可以每隔 30~40 分钟选取 1~2 个小动作进行。这比什么都不做要好。

一、在办公桌前

　　在办公桌前的运动，建议每久坐伏案工作 30~40 分钟，不超过 1 个小时的时候进行。

胸肌拉伸运动

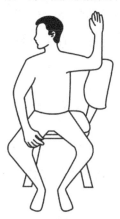

图 3-28　胸肌拉伸运动

动作要点：

■ 坐位，直立上半身，下巴微微回缩，尽可能让耳朵与肩膀位于同一直线；

■ 左手手肘搭在椅背上，保持不动；

■ 身体对抗椅背向右侧旋转；

■ 此时，会感到胸前有拉伸感；

■ 保持拉伸 10~30 秒；

■ 缓慢回到起始位置，换另一侧拉伸。

注意：

（1）避免拉伸过程中耸肩，身体向一侧倾斜。

（2）如若拉伸过程中产生不适，可减少拉伸幅度和保持时间，并在动作之间稍作休息。

肩胛提肌拉伸运动

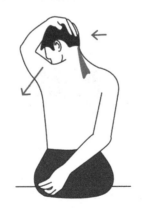

图 3-29　肩胛提肌拉伸运动

动作要点：

■ 坐位或站立位，直立上半身，下巴微微回缩，尽可能让耳朵与肩膀位于同一直线上；

- 右手放于身后（大约是左后口袋位置），以免右侧肩膀上抬；
- 头部朝左转 45 度，低头；
- 把手放在头顶，轻压头部，在颈肩区域处有拉伸感即可；
- 保持 10~30 秒；
- 缓慢回到起始位置，换另一侧拉伸。

注意：

如果疼痛度较高、拉伸时颈部有麻痹感，可不用手辅助，并减少保持时间，在动作之间稍作休息。

上斜方肌拉伸运动

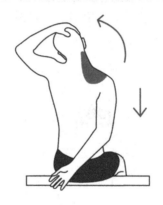

图 3-30　上斜方肌拉伸运动

动作要点：

- 坐位或站立位，直立上半身，下巴微微回缩，尽可能让耳朵与肩膀位于同一直线；
- 右手放于身后（大约是左后口袋位置），以免右侧肩膀上抬；
- 左手置于头部右侧，向左拉颈部，右侧颈部到肩部有拉伸感即可；

- 保持拉伸 10~30 秒；
- 缓慢回到起始位置，换另一侧拉伸。

注意：

（1）避免拉伸过程中肩膀上抬，身体跟着头部向一侧倾斜。

（2）如若拉伸过程中产生不适，可减少拉伸幅度和保持时间，并在动作之间稍作休息。

徒手颈椎强化运动

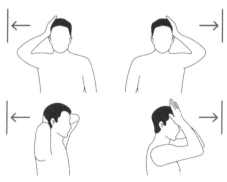

图 3-31　徒手颈椎强化运动

动作要点：

- 坐位或站立位，直立上半身，下巴微微回缩，尽可能让耳朵与肩膀位于同一直线；
- 手掌放在头部右侧施加压力，同时头颈部对抗手掌压力向右侧侧弯；
- 保持对抗 5~10 秒；
- 整个过程中，头颈部的肌肉仅是收缩，不会让头颈部产生运动；
- 如图 3-31 所示，可把手掌放在头部左侧、后侧、前侧等方向施加压力。缓慢放下手臂，换一侧进行对抗。

注意：

（1）建议在进行对抗运动前，先去进行第二章的深层肌肉激活与强化，避免力量不足加重症状。

（2）避免对抗压力过程中耸肩，身体向一侧倾斜。

（3）施加压力不宜过大，适中即可。

（4）若运动过程中产生不适，可减少保持时间，并在动作之间稍作休息。

二、在上下班路上

在上班路上，我们基本上是站着或走动居多。因而，我们要以安全为主，最好选取一些动作幅度不大、难度低的动作。特别是不要在人很多、摇晃的地铁公交上进行动作幅度大的动作。

站立颈部回缩运动

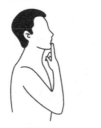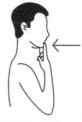

图 3-32　站立颈部回缩运动

动作要点：

■ 站立位，直立上半身，两眼平视前方并保持不动；

■ 收紧下巴，并用手指把下巴朝后推，在颈后有拉伸感；

■ 保持 10 秒，慢慢返回起始位置。

注意：若运动过程中产生不适，可减少动作幅度与保持时间，并在动作之间稍作休息。

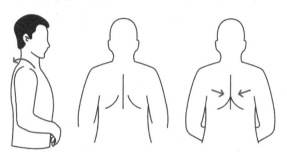

菱形肌强化运动（基础版）

图 3-33　菱形肌强化运动（基础版）

动作要点：

■ 站立位或坐位，直立上半身，双手交叉置于腹部；

■ 下巴微微收紧，肩膀向后，缓慢收紧菱形肌；

■ 想象脊椎上有一支铅笔需要肩胛夹住，让两侧肩胛骨向内夹紧；

■ 此时，你会在肩胛骨内侧有发力感；

■ 保持 10 秒，放松身体返回原位。

注意：

（1）在保持 10 秒的过程中，需要同时保持下巴微微收紧回缩，上半身直立，不要耸肩。

（2）如果疼痛度较高，可在动作之间稍作休息。

站立耸肩运动

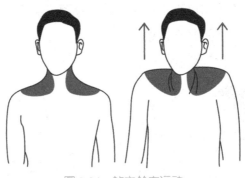

图 3-34　站立耸肩运动

动作要点：

- 坐位或站立位，直立上半身，下巴微微回缩，尽可能让耳朵与肩膀位于同一直线上；
- 双手自然下垂于身体两侧，放松手臂与肩膀；
- 尽可能高地垂直向上耸肩，保持 5 秒；
- 缓慢回到起始位置，重复 10 次。

注意：

如果疼痛度较高，可在动作之间进行休息。

三、回到家里

回到家里，我们可以随意躺着或走动。因而，可选取一些在外面无法进行的运动。此时选取的动作建议以自己需求为主，如果下班后总是觉得颈椎疲劳，肩膀酸，胸背紧，可以加入这两方面的拉伸运动与强化运动。

侧卧手臂伸展运动

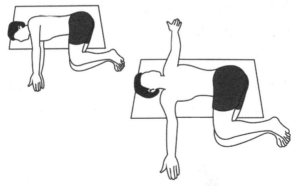

图 3-35　侧卧手臂伸展运动

动作要点：

- 侧卧，大腿与身体呈 90 度，膝盖弯曲 90 度；
- 合掌并将手臂放在身体前方；
- 向对侧打开手臂直至触地；
- 身体与头部随之旋转直至胸部朝向天花板，胸部会有拉伸感；
- 保持姿势 5 秒，放松身体返回原位；
- 该动作有助于增加胸椎旋转活动度，增加胸背部柔韧性。

注意：

如果出现或加重疼痛度，可减少用力和保持时间，并在动作之间稍作休息。

仰卧颈部屈曲运动第一阶

动作要点：

- 仰卧位，在颈部中段后面放置卷好的毛巾，让颈椎维持自然生理曲度；

■ 以毛巾为支点，下巴回缩（或微微点头），并让头部抬离地面，如图 3-36 所示；

■ 抬高头部后，需依旧让颈椎与毛巾接触，并保持下巴回缩的状态；

■ 此时，你会明显在颈椎前侧深层肌肉处有发力感；

■ 保持 5~10 秒，慢慢返回起始位置，期间保持自然呼吸不能憋气。

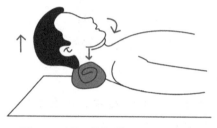

图 3-36 仰卧颈部屈曲运动第一阶

注意：

（1）卷好的毛巾高度不宜过高，以致让头部后仰，或影响到正常呼吸，无法维持颈椎自然生理曲度。

（2）头部抬离地面的高度以自己可承受范围为准。颈深屈肌群力量较弱的朋友，可能仅能抬离不足 1 厘米。若是这种情况，也可仅抬高 1 厘米，后续逐步增加高度即可。

（3）跟上一个激活运动不同的是，本运动不需要把手放在颈椎两侧感受有无让颈椎浅层肌肉过度收缩。这是因为让头部抬离地面的过程是需要颈椎浅层肌肉发力的，但要求整个运动过程中需要平稳缓慢地抬起与放下头部，避免颈椎抖动。

（4）运动过程中，避免让肩膀过度向上抬，出现耸肩。

（5）如果疼痛度较高，可减少用力和保持时间，并在动作之间稍作休息。

燕式俯冲第一阶

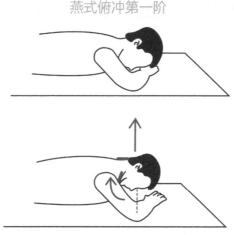

图 3-37　燕式俯冲第一阶

动作要点：

■ 俯卧位，双手叠放于额前；

■ 下巴回缩（或微微点头），以收缩颈部前侧深层肌肉；

■ 接着保持下巴回缩的动作，让头颈垂直向上移动（注意，这不是向后抬头／后仰颈椎），同时眼睛直视地面；

■ 此时，你会在颈椎前侧深层肌肉与颈椎后侧上方区域有发力感；

■ 保持 10 秒，慢慢返回起始位置。

注意：

（1）避免运动过程中出现耸肩。

（2）如果疼痛度较高，可减少用力和保持时间，并在动作之间稍作休息。

第四节　经典答疑

一、是否要完全杜绝低头？

很多人会有这样的一个想法：

长期低头导致颈椎病，所以我们应该杜绝低头以免颈椎病加重？

不是的。虽然对于颈椎病，频繁、突然、急速或长时间的低头动作会增加颈椎间盘等颈椎组织的压力，但是这不等于我们需要完全杜绝"低头"这个动作。某些特殊情况如颈椎严重不稳、颈椎骨折等除外（可能要求暂时不低头）。

长远来看，当你仅是轻中度的颈椎病，主要是在长时间低头时会引起不适，完全杜绝低头会容易造成颈椎柔韧性下降，颈椎关节僵硬等情况。适当的低头动作有利于维持颈椎关节的活动范围，促进颈椎周围血液循环，有利于颈椎的康复。况且，在日常生活中，有非常多的活动需要我们低头进行，如写字、捡东西。因而，在多数情况下，我们建议是不要频繁、突然、急速或长时间地低头，而非完全杜绝低头。

当然，如果发现稍微低头会导致颈椎病症状加重，那么说明了你当前的身体状况仍不适合进行低头动作。此时，应及时控制低头动作的幅度和次数。

二、游泳对颈椎有好处吗？

游泳作为一种低冲击的运动，的确具备刺激强化颈椎肌肉的作用，同时也可以刺激人体血液循环，促进新陈代谢缓解疼痛。从这个角度上看，游泳对颈椎具有一定的好处。

但这里面有两个前提：一是正确的泳姿；二是适量的游泳强度。

泳姿不当主要是针对初学者而言。在游泳的时候，需要尽量让头部与身体处于同一水平面上，特别是自由泳。同时，呼吸的时候，颈椎的活动应该很少。当观察优秀的游泳运动员时，我们会发现大多数游泳运动员通过侧身旋转躯干让嘴巴浮出来吸入氧气。但是大多数的初学者，为了呼吸到氧气或者担心氧气不足的问题，会不自觉地把头抬得太高、经常转动头部或者把脖子伸得过长。这些会给颈椎带来更多的压力，有可能出现或加重颈椎疼痛感。

另外，下肢力量不够，或者划臂效率不高，也会影响到身体的平衡，让头部与身体难以处于同一水平面上。最终为了呼吸，也容易让脖子伸得过长，带来不必要的压力。

第二个游泳强度的问题。跟其他运动一样，游泳过量也是有可能让肌肉无法承受过多的压力而出现酸痛。即便泳姿正确，也需要根据自己的情况调整运动量，至少不要让上水后或者第二天的自己出现非常疲劳的感觉。

总的来说，不是每个人都适合游泳。对于一些人，游泳并不合适，推荐选择其他的运动方式，例如第二章的温和运动。

但如果最终决定去游泳，建议：

- 寻找一个专业的游泳教练指导自己的泳姿。
- 下水前先热身。每次热身不低于 10 分钟。
- 下水时，应该先走进游泳池，浸湿身体高达胸部位置。这样可以让身体慢慢地适应水温的刺激，预防由于温度变化对颈椎突然刺激引起不良反应。
- 不要只做游泳这一项运动，避免对同一类肌肉过度刺激引起肌肉劳损。

三、市面上的颈椎按摩器管用吗？

不可否认，一些按摩器确实能够发挥促进血液循环，舒缓颈椎疲劳的保健作用。一些人使用完颈椎按摩器会感觉疲劳感有所缓解，能延长颈椎使用时间。但如果把它当成治疗颈椎病的方法，可能不太"管用"。毕竟，目前大多数的按摩器主要是宣传舒缓颈椎疲劳感为主，而非宣传其可治疗颈椎病。其中，颈椎病治疗需要各种方法互相配合，既需要科学运动康复，也要纠正不良生活行为习惯（如长时间低头）。仅仅戴上颈椎按摩器，不从颈椎病的风险因素着手（如长期维持单一姿势、缺少体育锻炼），或许只能短时间内缓解颈椎疲劳不适。

补充一下，大家在选用颈椎按摩器时，不要过度追求"力度大"的感觉，盲目选择超出自己适应范围的高振动幅度、高振动频率的按摩器。过高的按摩"力度"可能让颈肩肌肉受到过多刺激，出现痉挛等颈椎病症状加重的情况。再者，如果自身具有严重的心脏病、高血压、骨质疏松等不适按摩的问题，需先获得主治医生许可后进行。

参考文献

[1] Persson, L.J.A.I.P., 2006. Neck pain and pillows—A blinded study of the effect of pillows on non-specific neck pain, headache and sleep. 8(3): 122-127.

[2] Liu, S.-F., Lee, Y.-L. and Liang, J.-C.J.J.O.C.M., 2011. Shape design of an optimal comfortable pillow based on the analytic hierarchy process method. 10(4): 229-239.

[3] Cai, D. and Chen, H.-L.J.A.E., 2016. Ergonomic approach for pillow concept design. 52: 142-150.

[4] Gordon, S.J., Grimmer-Somers, K.A. and Trott, P.H.J.J.o.p.r., 2010. Pillow use: the behavior of cervical stiffness, headache and scapular/arm pain. 3: 137.

[5] Kushida, C.A., Rao, S., Guilleminault, C., Giraudo, S., Hsieh, J., Hyde, P. and Dement, W.C.J.S.R.O.S., 1999. Cervical positional effects on snoring and apneas. 2(1): 7-10.

[6] Kushida, C.A., Sherrill, C.M., Hong, S.C., Palombini, L., Hyde, P., Dement, W.C.J.S. and breathing, 2001. Cervical positioning for reduction of sleep-disordered breathing in mild-to-moderate OSAS. 5(2): 71-78.